Dr. Rahul Dhami

Implantes em Prótese Dentária

Dr. Rahul Dhami

Implantes em Prótese Dentária

ScienciaScripts

Imprint

Any brand names and product names mentioned in this book are subject to trademark, brand or patent protection and are trademarks or registered trademarks of their respective holders. The use of brand names, product names, common names, trade names, product descriptions etc. even without a particular marking in this work is in no way to be construed to mean that such names may be regarded as unrestricted in respect of trademark and brand protection legislation and could thus be used by anyone.

Cover image: www.ingimage.com

This book is a translation from the original published under ISBN 978-620-7-64052-2.

Publisher:
Sciencia Scripts
is a trademark of
Dodo Books Indian Ocean Ltd. and OmniScriptum S.R.L publishing group

120 High Road, East Finchley, London, N2 9ED, United Kingdom
Str. Armeneasca 28/1, office 1, Chisinau MD-2012, Republic of Moldova, Europe
Printed at: see last page
ISBN: 978-620-7-67468-8

Prefácio

O campo da prostodontia está relacionado com todos os procedimentos dentários que envolvem a reparação ou substituição de dentes por próteses. Isto inclui coisas como coroas e pontes dentárias, dentaduras e até implantes dentários. Os implantes dentários são considerados como o padrão mais elevado entre todos os tipos de substituição de dentes. A base dos implantes dentários modernos é um processo biológico chamado osseointegração, em que os materiais como o titânio ou a zircónia formam uma ligação íntima com o osso. O sucesso ou insucesso dos implantes depende principalmente da espessura e da saúde do osso e dos tecidos gengivais que rodeiam o implante, mas também da saúde da pessoa que recebe o tratamento e dos medicamentos que afectam as hipóteses de osseointegração. O planeamento da posição e do número de implantes é fundamental para o sucesso da prótese a longo prazo, uma vez que as forças biomecânicas criadas durante a mastigação podem ser significativas. Para além das opções convencionais, existe um campo em evolução que é a utilização de implantes para reter obturadores (próteses removíveis utilizadas para preencher uma comunicação entre as cavidades oral e maxilar ou nasal), juntamente com próteses oculares, auriculares, dos dedos, etc., que se revelaram uma bênção para vários doentes irradiados, melhorando a sua qualidade de vida.

Este livro dá-nos uma visão sobre tudo o que são os implantes dentários. O livro descreve claramente o que são implantes dentários, os materiais utilizados para os fabricar, a qualidade do osso e de outras estruturas, a base da osseointegração, os diferentes tipos, os tratamentos de superfície dos implantes dentários, o diagnóstico e o planeamento do tratamento e, mais importante, as várias opções protéticas, a prótese maxilofacial, incluindo as suas falhas. Este livro foi concebido tanto para os estudantes como para os médicos dentistas em geral. Uma vez que existe uma procura constante de um material substituto que substitua os dentes em falta com próteses fixas, os clínicos serão capazes de distinguir entre vários desenhos de implantes, chegando a um diagnóstico adequado com opções protéticas definitivas. Melhorando o resultado global da terapia com implantes.

Rahul Dhami

Agradecimentos

Escrever um livro é mais difícil do que eu pensava e mais gratificante do que alguma vez poderia ter imaginado. Nada disto teria sido possível sem os meus queridos pais, *o Coronel R.K. Singh* e a *Dra. Savitri Singh*, pelo seu trabalho árduo, resistência e apoio constante.

O meu mais profundo apreço e gratidão aos meus doentes por suportarem a dor e o desconforto na esperança de alívio e cura. Espero que este manual clínico possa, de alguma forma, aliviar o seu sofrimento. Estou igualmente grato aos meus alunos, que foram uma força inspiradora para tornar este manual uma realidade.

Índice

INTRODUÇÃO

Num mundo em que as mudanças alternativas na gestão e no financiamento dos serviços de cuidados de saúde estão a melhorar juntamente com a demografia da nossa nação e a expetativa pública de uma melhor "qualidade de vida", a base científica e tecnológica da medicina dentária também está a expandir-se rapidamente. A medicina dentária percorreu um longo caminho desde a simples restauração e substituição de dentes em falta até à reposição e substituição de estruturas faciais ósseas e de suporte perdidas, de modo a recriar a estética e/ou a função.

Algumas das razões mais comuns para a perda de dentes incluem:[1]

1. Doenças periodontais.
2. Cáries dentárias.
3. Insucessos endodônticos.
4. Trauma.
5. Causas genéticas como a hipodontia e a anodontia.

A perda de dentes é inevitavelmente seguida de reabsorção do osso alveolar, o que agrava o défice tecidular resultante, a perda de eficiência mastigatória, a perda de tónus muscular facial e uma maior suscetibilidade à cárie nos dentes remanescentes.

Embora não seja axiomático que um dente perdido deva ser sempre substituído, há muitas ocasiões em que tal é desejável para melhorar a aparência, a função mastigatória e/ou a fala. A substituição de um dente perdido pode tornar-se inevitável em alguns casos para evitar alterações prejudiciais nas arcadas dentárias, tais como a sobre-erupção ou inclinação/deslocamento dos dentes ou para a articulação temporomandibular.

Os métodos convencionais de restauração do dente e/ou dentes incluem uma prótese total/parcial amovível ou uma prótese fixa. Cada método tem as suas próprias indicações circunstanciais e a sua quota-parte de vantagens e desvantagens.

As próteses removíveis têm a vantagem de poderem substituir qualquer número de dentes, incluindo a dentição completa. São a opção menos dispendiosa para substituir os dentes em falta e, de um modo geral, são aceitáveis para a maioria dos pacientes. No entanto, o incómodo causado ao doente ao remover e voltar a colocar a prótese uma ou mais vezes por dia e a sensação de corpo estranho na boca continuam a ser uma das suas principais desvantagens. As próteses removíveis são volumosas e requerem apoio dentário ou tecidular, ou ambos. Levam a uma mastigação comprometida, uma vez que a eficiência mastigatória é reduzida para um quarto. Além disso, contribuem para a reabsorção do rebordo alveolar, para o aumento das cáries nos dentes remanescentes, para o aumento da mobilidade do(s) dente(s) de suporte, para uma maior retenção da placa bacteriana e para o retardamento do paladar e da fala. O componente acrílico das próteses removíveis desgasta-se e mancha-se rapidamente, o que reduz ainda mais a sua esperança de vida para 3-5 anos, levando a resultados inestéticos e desfavoráveis ao longo do tempo.

As próteses fixas, incluindo as pontes de resina e as pontes convencionais, parecem ser uma opção de tratamento mais natural, mais confortável e mais cómoda, proporcionando uma esperança de vida de cerca de 8-10 anos, mas envolvem uma preparação irreversível dos dentes adjacentes que pode levar a diferentes conjuntos de problemas, como cáries secundárias ou pulpite irreversível. Algumas das situações desafiantes na prótese fixa incluem doenças periodontais, falta de estrutura dentária suficiente em dentes tratados endodonticamente, retenção com pilar e núcleo. A taxa de sucesso diminui ainda mais à medida que a extensão da ponte aumenta. Se os dentes adjacentes não forem saudáveis, podem tornar-se uma má escolha como pilares para sustentar uma prótese fixa durante um período de tempo, comprometendo ainda mais o resultado do tratamento e a longevidade da prótese.

Na medicina dentária moderna, **os implantes dentários** estão a ocupar rapidamente o lugar do método convencional de substituição de dentes em falta. Neste contexto, a implantação é definida como a inserção de qualquer objeto ou material, como uma substância aloplástica ou outro tecido, no osso maxilar. A implantação não deve ser confundida com dois outros procedimentos semelhantes, nomeadamente a reimplantação e o transplante. O primeiro refere-se à reinserção de um dente na sua cavidade maxilar após remoção acidental ou intencional, enquanto o segundo se refere à transferência de uma parte do corpo de um local para outro.

Uma das principais vantagens da utilização de implantes dentários é o facto de poderem substituir dentes sem envolver pilares de dentes naturais. Outras indicações para a utilização de implantes dentários são:

1. Dentição não restaurada.
2. Dentição fortemente restaurada (ponte falhada).
3. Dentição espaçada.

4. Falta de pilares adequados (dentes microdontes e dentes com estrutura dentária deficiente).
5. Utilizador problemático de próteses dentárias (má anatomia e reflexo de vómito).
6. Como retentores indirectos em próteses parciais removíveis.
7. Para a retenção de próteses maxilofaciais.

Do mesmo modo, existem circunstâncias em que é difícil ou inadequado considerar os implantes dentários como uma opção de tratamento, como por exemplo

1. Dentição de mau prognóstico (por exemplo, periodontite agressiva)
2. Falta de espaço interdentário (dentes anteriores inferiores)
3. Falta de espaço interoclusal
4. Pacientes jovens nos seus anos de crescimento.
5. Doenças debilitantes como diabetes ou hipertensão não controladas.

O objetivo da medicina dentária moderna é devolver a saúde oral aos pacientes de uma forma previsível. Os doentes desdentados parciais e totais podem não conseguir recuperar a função normal, a estética, o conforto ou a fala com próteses removíveis tradicionais. A função fisiológica normal quando usa uma prótese pode ser reduzida até 60% em comparação com a dentição natural[2] . No entanto, uma prótese sobre implantes pode devolver a função a limites quase normais. A estética do doente desdentado também é afetada em resultado da atrofia óssea. A reabsorção contínua leva a alterações faciais irreversíveis. Um implante estimula o osso e mantém a sua dimensão de uma forma semelhante à dos dentes naturais saudáveis. Como resultado, as características faciais não são comprometidas pela falta de suporte. Além disso, as restaurações suportadas por implantes são posicionadas para maximizar a estética, a função e a fala, e não em "zonas neutras" de suporte de tecidos moles. Os tecidos moles dos pacientes edêntulos estão sensíveis aos efeitos do adelgaçamento da mucosa, da diminuição do fluxo salivar e das próteses instáveis ou não retentivas. As restaurações implanto-suportadas não necessitam de suporte de tecidos moles, melhorando assim o conforto oral. A fala e a função ficam comprometidas com as próteses, devido ao seu volume e movimento. Além disso, a língua e a musculatura perioral limitam o movimento da prótese mandibular. A prótese de pilar de implante é estável e retentiva sem os esforços da musculatura.

As próteses sobre implantes oferecem muitas vezes um curso de tratamento mais previsível do que as restaurações tradicionais. Assim, a profissão e o público estão a tornar-se cada vez mais conscientes desta disciplina dentária. Entre 1983 e 1987, registou-se um aumento de dez vezes no número de dentistas que colocam implantes e um aumento de quatro vezes no número de implantes colocados. As vendas dos fabricantes aumentaram de alguns milhões de dólares para mais de 20 milhões de dólares no mercado internacional durante este período. Atualmente, quase todas as revistas e publicações profissionais publicam anúncios sobre implantes. A implantologia dentária foi finalmente aceite pela medicina dentária organizada. Todas as escolas de medicina dentária na Índia incluíram a implantologia no seu currículo. A tendência atual para expandir a utilização da implantologia dentária irá continuar até que todos os consultórios de restauração utilizem esta modalidade para suporte de pilares de próteses fixas e removíveis.

TERMINOLOGIAS E PALAVRAS-CHAVE

Hoje em dia, os termos são muitas vezes confundidos em numerosos artigos, brochuras e conferências sobre a nomenclatura dos implantes. Para facilitar a comunicação, é importante estabelecer um vocabulário comum. Este contexto revê e procura padronizar o vocabulário utilizado em implantologia dentária.[3] (figura 1)

Implante dentário: um dispositivo protético feito de material(ais) aloplástico(s) implantado(s) nos tecidos orais sob a camada mucosa e/ou periosteal e sobre/ou dentro do osso para proporcionar retenção e apoio a uma prótese dentária fixa ou amovível. (GPT-8).

Implante dentário endósseo (1998): a parte do implante dentário que proporciona a ancoragem ao osso através do processo de integração dos tecidos.

Molde de diagnóstico: uma reprodução em tamanho real de uma parte ou partes da cavidade oral e/ou das estruturas faciais para efeitos de estudo e planeamento do tratamento.

Osseointegração: P.I. Branemark definiu-a "como um contacto direto entre o osso e os implantes metálicos, sem camadas de tecidos moles interpostas". Mais tarde, é modificada para "uma ligação estrutural e funcional direta entre o osso ordenado e vivo e a superfície de um implante de suporte de carga".

Pilar de implante dentário: a parte do implante dentário que serve para suportar e/ou reter qualquer prótese dentária fixa ou re-móvel.

Análogo do pilar: uma réplica da porção superior de um implante dentário. Normalmente utilizado para fornecer uma forma exacta do pilar do implante dentário no laboratório de prótese dentária durante o fabrico de uma prótese suportada em parte ou na totalidade pelo implante dentário (GPT 8).

Abutment Post (2005): componente de um pilar de implante dentário que se prolonga na estrutura interna de um implante dentário e é utilizado para proporcionar retenção e/ou estabilidade ao pilar do implante dentário.

Capa de cicatrização de pilar (2005): qualquer cobertura temporária utilizada para selar a parte superior de um implante dentário; a maioria destas coberturas é metálica e destina-se a uma utilização provisória após a exposição da superfície superior dos implantes dentários.

Condutor de pilar (2005): qualquer instrumento manual, normalmente fabricado especificamente para ajudar na inserção e fixação de um pilar de implante dentário à porção superior de um implante dentário.

Parafuso de cicatrização: o componente de um sistema de implante dentário endósseo utilizado para selar, normalmente numa base provisória, o corpo do implante dentário durante a fase de cicatrização após a colocação cirúrgica. O objetivo do parafuso de cicatrização é manter a patência da secção roscada interna para a fixação subsequente do pilar durante a cirurgia da segunda fase (GPT 8).

Coifa de impressão: Também é descrita como uma coifa de impressão para implantes dentários e é utilizada para transferir a posição do corpo do implante ou do pilar para o molde de trabalho.

Extensão per mucosa ou pilar de cicatrização : Prolonga o implante acima do tecido mole e resulta no desenvolvimento de um selamento per mucoso à volta do implante, colocado após a cirurgia de fase 2 para cicatrização do tecido mole.

Modelo cirúrgico: um guia utilizado para ajudar na colocação cirúrgica e angulações correctas dos implantes dentários.

Reabsorção do rebordo residual: um termo utilizado para a diminuição da quantidade e qualidade do rebordo residual após a remoção dos dentes.

Coifa de impressão: o componente de um sistema de implantes dentários utilizado para estabelecer uma relação espacial entre um implante dentário endósseo e o rebordo alveolar e a dentição adjacente ou outras estruturas. As coifas de impressão podem ser retidas na impressão ou podem necessitar de uma transferência (designada por procedimento de transferência de impressão) da utilização intra-oral para a impressão após a colocação do análogo ou das réplicas 2: qualquer dispositivo que registe a posição do implante dentário ou do pilar do implante dentário relativamente às estruturas adjacentes; a maioria destes dispositivos é indexada para assegurar uma localização tridimensional reproduzível.

Superestrutura: é definida como uma estrutura metálica que encaixa no pilar do implante e proporciona retenção para uma prótese amovível.

Coifa protética: é uma cobertura fina normalmente concebida para encaixar na retenção do parafuso do pilar e servir de ligação entre o pilar e a prótese ou superestrutura.

Pilar transmucoso (TMA): É utilizado para ligar o corpo do implante à prótese e pode também ser referido como um pilar de implante. O termo padrão proposto é "componente de ligação do implante dentário".

Modalidade de implante: Uma modalidade de implante, definida em termos gerais, é uma categoria genérica de implantes dentários. Embora as modalidades individuais possam sobrepor-se em termos de aplicação, cada modalidade é distinta das outras no que diz respeito ao âmbito do tratamento, critérios de diagnóstico, modo ou modos possíveis de integração de tecidos, requisitos anatómicos e taxas de sucesso e sobrevivência. Muita confusão resulta do facto de não se compreender que as regras, expectativas, parâmetros e mesmo as filosofias da utilização de uma modalidade têm pouco a ver com as de outra.

Sistema de implantes: Estão disponíveis diferentes sistemas comerciais para a maioria das modalidades. Um sistema é uma linha específica de implantes. Diferentes sistemas de forma de raiz, por exemplo, são produzidos pela Nobel Biocare/Steri-Oss, Innova, Friadent e uma vasta gama de outros fabricantes. Cada um destes sistemas pertence à mesma categoria alargada, a modalidade de forma radicular. Um único fabricante oferece frequentemente várias linhas de implantes e cada linha é considerada um sistema diferente.

Assim, um fabricante pode oferecer um sistema de cilindro roscado e um sistema de encaixe por pressão, e cada um pode estar disponível com faces cónicas ou paralelas, revestidas ou não revestidas.

Configuração do implante: Normalmente, existem várias configurações de implantes em cada sistema. Uma configuração de implante é uma forma ou tamanho específico de implante. Está disponível uma vasta gama de configurações para acomodar as variações anatómicas do osso disponível normalmente observadas em pacientes candidatos a tratamento com implantes.

HISTÓRIA DOS IMPLANTES DENTÁRIOS

A história do implante dentário remonta a 3000 a.C., período em que prosperou a antiga civilização egípcia (figura 2). Neste contexto, será abordada a história dos implantes dentários desde o relatório de Allen, que em 1687 foi o primeiro a mencionar a reimplantação e o transplante dentário, até ao século XIX, período em que se iniciou a prática da cirurgia moderna, bem como os conceitos de esterilização e desinfeção. Foi nesta altura que a informação médica começou a ser escrita e a estar disponível sob a forma de documentação científica.

Durante o período que vai de 1500 até ao início de 1800, compravam-se aos ressuscitadores dentes recolhidos dos pobres ou dos cadáveres para efeitos de alotransplante. (figura 3) Este método, mais comum na Europa, desapareceu por várias razões, nomeadamente devido ao aparecimento frequente de infecções secundárias como a sífilis e a tuberculose. A primeira pessoa a publicar uma descrição da técnica dos implantes dentários modernos foi um dentista francês, *Maggiolo J. Maggiolo*, que descreveu um método para implantar uma liga de ouro de 18 quilates, com três ramos no maxilar, e instalar uma coroa de porcelana como superestrutura no seu livro: "Le Manuel de l'Art du Dentiste" (1809)[4].

Em 1886, o processo de esterilização intra-operatória tinha sofrido grandes melhorias e, nessa altura, *Harris* construiu um encaixe no maxilar para inserir uma coluna de porcelana. Curiosamente, esta porcelana foi revestida com uma camada rugosa de chumbo para aumentar a força de suporte. Foi colocada uma coroa de porcelana como superestrutura[5].

De forma semelhante, na segunda metade de 1800, *Berry* construiu um implante de forma radicular que não continha chumbo. Seguindo esta tendência, *Pajime* utilizou prata, e *Bonwil*, ouro e irídio como material, cada um dos quais foi implantado para substituição de um único dente ou para suporte de uma prótese completa.

No início do século XX, *Scholl* fabricou, em 1905, um implante de porcelana em forma de raiz, constituído por uma estrutura ondulada. Também propôs um desenho em que um fio era inicialmente incorporado na superestrutura para formar uma ligação com o resto do dente original. No passado, a maioria dos métodos cirúrgicos para implantes dentários envolvia a implantação imediata. No entanto, os instrumentos cirúrgicos, como os sistemas de perfuração utilizados na prática atual, foram desenvolvidos e melhorados por *Greenfield*, que também introduziu a broca trefina e os implantes dentários com um desenho cilíndrico oco[6] . Foi também o primeiro a relatar o insucesso do tratamento com implantes devido a infeção, pelo que os seus contributos para a história dos implantes dentários são imensuráveis

.

Em 1937, foi desenvolvido o Vitallium, uma liga de cobalto-crómio-molibdénio que foi utilizada em doentes por *Strock* na Universidade de Harvard[7] . Alguns destes casos foram acompanhados durante 15 anos, até à morte de Stock. Entretanto, em 1940, *Dahl* foi o primeiro a tentar o implante subperiosteal, mas esta abordagem não se tornou comum antes de ser empregue por *Gershkoff & Goldberg* em 1948. Em 1951, foi criada a Academy of Implant Dentures (Academia de Prótese sobre Implantes), atualmente conhecida como American Academy of Implant Dentistry (Academia Americana de Implantologia).

Reflectindo sobre a história da medicina dentária no Japão por esta altura, o falecido *Dr. Toshio Yamane* criou a Yamaguchi Plastic Dental Society em 1956, que mais tarde se tornou a força motriz da investigação de raízes artificiais no Japão. O instituto é atualmente conhecido como o Instituto Japonês de Medicina Dentária Avançada. O relatório académico mais antigo no Japão é uma coleção de relatórios consecutivos do *Dr. Toshitaka Kaketa*, constituindo uma série de relatórios que foram publicados na revista académica da Sociedade de Dentisteria Protética do Japão. Em retrospetiva, não é exagero dizer que as suas realizações nas décadas de 1950-1960 foram monumentais, particularmente numa altura em que a oportunidade de relatar a utilização de raízes artificiais era limitada e este tipo de prática não era visto com bons olhos. A Sociedade Japonesa de Implantes Dentários foi criada em 1972, no entanto, devido a uma série de dificuldades, só em 1978 é que a revista académica viu a luz do dia. Mais tarde, fundiu-se com a Sociedade Japonesa de Investigação de Implantes Dentários, tornando-se na atual Sociedade Japonesa de Implantologia Oral (JSOI).

Entretanto, na área da investigação básica, *Haruyuki Kawahara* tinha descoberto que a proliferação celular não era afetada pela presença de titânio ou zircónio e que a proliferação de tecidos era mais eficaz na superfície destes metais do que na placa de vidro. Na altura, contudo, a extensão e a natureza da biocompatibilidade de cada um destes materiais metálicos ainda não tinham sido definidas. O tópico das características biológicas dos materiais dentários como um todo tornou-se um tema que merece ser investigado. Os resultados de tais investigações foram resumidos e publicados no International Dental Journal em 1968. Isto, por sua vez, despoletou investigações extensivas sobre as propriedades biológicas dos materiais dentários.

A descoberta por *Brânemark*, na Europa, em 1950, de que o titânio pode ser integrado no osso, levou ao conceito de osseointegração, defendido em 1969 e ainda aplicável na prática atual, é infame. Este conceito foi designado por "**teoria de Branemark**" e o conceito de osseointegração floresceu rapidamente na década de 1980, o que provocou um momento decisivo no domínio clínico dos implantes. Na altura, na Suécia, o conceito de implantes dentários era visto com ceticismo; por isso, o termo "**fixação**" era utilizado para atenuar as críticas. Por volta do mesmo período, nos Estados Unidos, *Linkow* estava a desenvolver o primeiro implante tipo parafuso chamado **Ventplant**, que ficou concluído em 1963. Este implante é atualmente designado por implante auto-roscante, que é coberto por roscas de parafuso com um desenho de gaiola aberta. A liga de cobalto-crómio foi utilizada como material metálico, mas diz-se que foi substituída por titânio devido aos resultados da investigação de Brânemark.

Durante o período de 1960 a 1970, os métodos cirúrgicos de regeneração óssea, como os utilizados atualmente, ainda não se tinham generalizado, uma vez que a utilização de implantes do tipo parafuso era evitada em estruturas ósseas estreitas, como o maxilar, e o implante de lâmina era considerado "mainstream". Por conseguinte, o Ventplant desapareceu antes de ver a luz do dia. Embora esta tendência também se tenha verificado no Japão, Kawahara e a Kyocera Co. Ltd. conseguiram a formação de alumina monocristalina em 1975. Bioceram, que era o nome do produto, tornou-se o primeiro implante fabricado no Japão para uso doméstico e no estrangeiro. Foi dito que o Bioceram foi implantado em mais de 60.000 pacientes e foi o implante mais difundido e bem estudado entre os implantes dentários fabricados no Japão.

Em 1978, a Conferência de Consenso de Harvard foi realizada para estabelecer um consenso sobre a utilização de implantes na Universidade de Harvard, e o padrão para um implante bem-sucedido foi estabelecido se o implante permanecia incorporado e funcional durante cinco anos. Esta norma pode parecer extremamente curta, mas ilustrava as expectativas dos tratamentos com implantes na altura. Na década de 1980, *o Professor Zarb* da Universidade de Toronto desempenhou um papel central na realização da Conferência de Toronto sobre Osteointegração em Medicina Dentária Clínica, onde *Brànemark* apresentou os resultados da sua investigação ao longo de 30 anos e da sua prática clínica durante quase 20 anos. Com esta conferência como ponto de viragem, o **"Regime Branemark"** espalhou-se pela América do Norte[8] .

O regime típico de Brànemark durante este período consistia na implantação de quatro a seis dispositivos no forame mental do maxilar inferior, com a subsequente colocação de um cantilever bilateral como prótese padrão. Brànemark também insistia que, após a implantação, o acessório deveria ser deixado durante quatro a seis meses e ser isolado de qualquer tipo de força externa. Foi nessa altura que a técnica cirúrgica de duas fases se difundiu por todo o mundo, começando pela

América do Norte, seguida da difusão do desenho submergível. Foram produzidos muitos clones deste modelo, que ainda hoje são utilizados.

No final da década de 1980, o movimento revolucionário do regime de Bràremark varreu o Japão da mesma forma e registou-se um aumento da investigação sobre implantes.

Componentes do sistema Branemark: (figura 4)

Fixação: titânio puro com roscas maquinadas. A parte superior do dispositivo de fixação tem um desenho hexagonal e roscas. A parte apical é cónica com quatro entalhes verticais.

Parafuso de cobertura: veda a parte coronal da fixação durante o período intermédio.

Pilar: feito de titânio em forma de cilindro, a porção apical tem uma forma hexagonal para encaixar na porção coronal do acessório.

Parafuso **do pilar**: insira-o através do pilar e rosqueie-o na fixação para ligar os dois componentes.

Cilindro de ouro: feito de Au, Pl, Pd. É maquinado para encaixar na parte coronal do pilar. Torna-se parte integrante da prótese final.

Parafuso: introduzido através do cilindro de ouro e rosca no parafuso do pilar para ligar o cilindro de ouro e o pilar.

SISTEMA DE IMPLANTES IMZ:

Kirsch desenvolveu o sistema de implantes IMZ em 1974. Desde 1978 em utilização clínica. Implante osteointegrado de duas fases com cilindro intramóvel endósseo. O polioximetileno e o poliacetal utilizados como IME. Disponível em 3,5 a 4 mm de diâmetro e 8,10,13,15 mm de comprimento. O revestimento da superfície pode ser feito por pulverização de plasma de titânio ou por pulverização de plasma de HA.

IMPLANTE DE PARAFUSO LEDERMAN:

Em 1977, *o Dr. Philippe Lederman*, em colaboração com a Strauman

Co., desenvolveu o implante de parafuso de titânio com pulverização de plasma. Em 1989, Lederman desenvolveu o novo implante de parafuso Ledreman Superfície rugosa por jato de areia e ataque ácido.

SISTEMA DE IMPLANTES ITI BONE FIT:

Desenvolvido pela "Equipa Internacional de Implantologia". Existem três tipos diferentes: Fase única e duas fases. Colocado transgengivalmente na fase de cicatrização, de modo a evitar um segundo procedimento cirúrgico para descobrir o implante.

O SISTEMA DE IMPLANTES HAND-TITANIUM:

Utilizado clinicamente desde 1985 na Suíça e atualmente utilizado em todo o mundo (*Lederman 1986)*. Um implante cónico, de parafuso de passo, de Ti puro com rosca própria. Comprimento - 10 a 20 mm. Diâmetro - 3,5 a 7 mm. No início dos anos 80, a Tantum introduziu o implante Omni R - um implante em forma de raiz de Ti com aletas horizontais. Implante Omni S - para colocação em seio maxilar enxertado com osso. Em 1983, a EL Blasty & Kamel introduziu o novo material de implante endósseo, ou seja, ácido poliacrílico reforçado com partículas de alumina cerâmica de 0,3 microns. A pressão gradual sobre o osso circundante estimula a atividade óssea. Implantado em caninos e pré-molares com resultados prometedores.

MINI IMPLANTE DENTÁRIO:

Em 1985, *Victor Sendax* desenvolveu o MDI. Parafusos de implante em liga de Ti biocompatível de 1,8 mm de diâmetro ultra-pequeno. *Bulard* acrescentou o desenho de uma peça única em "O- ball".

CORE VENT:

Desenvolvido pelo Dr. *Gerald Niznick* em 1986. Desenho de cesto oco feito de liga de Ti. Diferentes designs de fixação Screw-Vent, Micro-Vent, Bio-Vent.

ENDOPORE:

Um implante dentário em forma de raiz desenvolvido *por Doughlas et.al* em 1996, feito de liga de Ti e sinterizado com a mesma liga, produzindo uma superfície porosa. Vantagens biológicas e clínicas.

OSTEOPLATE 2000:

Utilizada em rebordo alveolar residual atrófico. A placa cónica com largura de ombro 1,3 mm & base 0,9 ≡ι.

ZIGOMÁTICO:

Estes foram desenvolvidos por **Branemark**. O acessório longo pode ser ancorado no zigoma através de uma abordagem através do seio. Utilizado em condições como maxilar severamente reabsorvido.

Historicamente, as restaurações dentárias suportadas por implantes osseointegrados evoluíram como[9] :

* 1984 - Tomografia computorizada.
* Técnicas de aumento ósseo.
* 1986 Tatum relatou sobre Sinus lift / Bone graft antroplasty.
* 1988 Transposição do nervo .
* 1989 Implantes pterigóides.
* 1991 Regeneração tecidular guiada utilizando Gore-Tex ou VicrylMesh reabsorvível utilizada para aumentar cristas estreitas e pouco profundas.
* 1995 Osteotomias de distração e técnica de crista dividida.
* Arcada mandibular totalmente edêntula -1980.
* Totalmente desdentada. Arco maxilar .
* Curto espaço desdentado. Segmento -1990.
* Falta de um único dente - 1990.
* As restaurações dos anos 80 foram aparafusadas, as dos anos 90 foram cimentadas.

O objetivo da medicina dentária moderna é devolver ao paciente o contorno, a função, o conforto, a estética, a fala e a saúde normais, independentemente da atrofia, doença ou lesão do sistema estomatognático. No entanto, quanto mais dentes faltarem a um paciente, mais difícil se torna este objetivo com a medicina dentária tradicional. Como resultado da investigação contínua no planeamento do tratamento, desenhos de implantes, materiais e técnicas, o sucesso previsível é agora uma realidade para a reabilitação de muitas situações clínicas difíceis.[10]

REVISÃO DA LITERATURA

A revisão da literatura sobre **"Considerações sobre a superfície e o desenho dos implantes"** será discutida nos dois pontos seguintes:

1. Revisão da literatura sobre **implantes Considerações de conceção**

2. Revisão da literatura sobre a **modificação da superfície dos implantes.**

Revisão da literatura sobre implantes Considerações de conceção

O desenho do implante refere-se à estrutura tridimensional do implante, com todos os elementos e características que o compõem. Forma, formato, configuração, macroestrutura da face e macro-irregularidades são termos que têm sido utilizados na literatura para descrever aspectos da estrutura tridimensional. Os autores acreditam que o design de implantes é um termo inclusivo com associação direta ao que é representado.

O tipo de interface protética, a presença ou ausência de roscas, as macro-irregularidades adicionais e a forma/contorno do implante são considerados alguns dos aspectos mais importantes da conceção do implante.

1.   **Ivanoff e colaboradores** estudaram a influência da estabilidade inicial do implante no processo de osseointegração, comparando implantes com rosca estáveis, móveis por rotação e totalmente móveis. Após 12 semanas de cicatrização, embora todos os implantes parecessem clinicamente estáveis, verificou-se uma diminuição significativa do contacto osso-implante e do preenchimento ósseo no interior das roscas dos implantes nos implantes totalmente móveis. No entanto, a mobilidade de rotação inicial não conduziu a uma osteointegração inferior.

2.   **Carlsson e colegas** investigaram a reação interfacial de

implantes cilíndricos de Ti com encaixe perfeito e distâncias iniciais entre fendas de 0,35 mm e 0,85 mm em coelhos. Descobriram que 0,35 mm é o tamanho crítico do espaço para além do qual não é possível obter contacto direto implante-osso.

3.   **Cook e colegas** testaram a resistência da fixação interfacial de implantes cilíndricos revestidos a HA com 4 designs diferentes (ranhurados, roscados, com covinhas e lisos), tanto em tração axial como em torção. Os implantes tinham 4 x 10 mm e foram implantados em mandíbulas de caninos durante 15 semanas. Os valores de tensão registados foram estimados dividindo a carga de falha pela área total da superfície do implante e variaram entre 4,61 e 6,85 MPa.

4.   **Block e colaboradores** registaram valores de resistência interfacial de 130 a 282 MPa. É importante mencionar que, neste estudo, os implantes mais compridos e mais largos apresentaram a força de extração absoluta mais elevada, mas a força mais baixa por unidade de área.

5.   **Kraut e colaboradores** efectuaram um teste de arrancamento em implantes cilíndricos de 4 x 11 mm, pulverizados com plasma de titânio, que foram colocados durante vários períodos, desde 2 a 24 semanas. Os autores registaram forças de arrancamento de 50 a 1.000 N com a observação de um aumento da força dependente do tempo.

6.   **Dhert e colegas** descreveram as condições adequadas e as características biomecânicas do modelo push-out e sublinharam que a folga do orifício no suporte, o módulo de Young do implante, a espessura cortical e o diâmetro do implante são 4 parâmetros que influenciam a distribuição da tensão na interface.

7.   **Brosh e colaboradores** efectuaram um teste de push-out de implantes roscados de 4 x 10 mm com uma profundidade de rosca significativa e sem qualquer folga apical. É evidente que as elevadas forças observadas (813 a 1.194 N) resultaram, em parte, da resistência à compressão da estrutura óssea entre as roscas e na extremidade apical do implante. Os testes push-out de implantes revestidos com HA

variaram entre 3,21 e 15 MPa, dependendo das dimensões do implante, da qualidade e configuração do osso e da cristalinidade do revestimento de HA.

8.   **Wong e colegas** estudaram várias estruturas de superfície de implantes, tendo-se verificado que a carga de rutura por arrancamento estava correlacionada com a rugosidade média da superfície. Os implantes revestidos com hidroxiapatite apresentaram uma maior cobertura da superfície pelo osso e cargas de falha mais elevadas.

Revisão da literatura sobre a modificação da superfície dos implantes.

Klokkevold e colaboradores, num estudo de remoção de torque no fémur de um coelho, relataram valores de torque de remoção (RTV) de 20,5 Ncm para uma superfície quimicamente gravada versus 4,95 Ncm para implantes de Ti maquinados de 3,25 x 4 mm.

Sennerby et al relataram um RTV de 35,6 Ncm para implantes maquinados em forma de parafuso de 3,75 x 4 mm que foram implantados durante 6 meses no fémur do coelho. O jato de areia de implantes roscados maquinados de 6 x 3,75 mm com 25 µm de Al2O3 e TiO2 resultou num RTV de 24,9 a 26,5 Ncm na tíbia do coelho.

Gotfredsen e colegas compararam 2 designs de implantes e 3 tratamentos de superfície e verificaram um aumento do RTV com o tempo. Especificamente, às 12 semanas, o RTV para implantes roscados revestidos a HA, jacteados com TiO2 e maquinados era de 117, 45 e 32 Ncm, respetivamente.

Buser e colaboradores compararam a superfície gravada com ácido com a superfície jacteada com areia e gravada com ácido às 4, 8 e 12 semanas de cicatrização. Os resultados revelaram um RTV correspondente para a superfície gravada com ácido de 62,5, 87,6 e 95,7 Ncm nos períodos de cicatrização acima mencionados, enquanto o RTV para a superfície jacteada/gravada com ácido foi de 109,6, 196,7 e 186,8

Ncm, respetivamente.

Mendonça et al.[78] relataram que a superfície de alumina em nanoescala promoveu uma maior diferenciação celular e expressão de genes osteoblásticos do que as superfícies maquinadas e gravadas com ácido. A camada nanoestruturada pode induzir a sobreexpressão de muitas proteínas de renovação óssea e aumentar o número de receptores de superfície dos osteoblastos.61 O nanoespaçamento ótimo das superfícies nanotubulares de titânia-zircónia-titanato de zircónio com um diâmetro interno de 40 + 12 nm induz a maior densidade de células ósseas.[79]

Knabe et al.80 observaram que o titânio revestido com hidroxiapatite (HA) tem o maior efeito na diferenciação celular em comparação com as outras superfícies testadas. Na superfície de titânio hidroxilado, os osteoblastos eram mais diferenciados e apresentavam uma maior atividade de fosfatase alcalina.[47]

Rausch-Fan et al.[105] compararam superfícies hidrofóbicas e hidrofílicas e verificaram um aumento da proliferação celular em superfícies hidrofóbicas gravadas com ácido, seguidas de superfícies hidrofílicas gravadas com ácido, hidrofóbicas jateadas com grão grosso e gravadas com ácido e hidrofílicas jateadas com grão grosso e gravadas com ácido.

Germanier et al.[74] compararam superfícies de implantes modificadas com polímero de péptido RGD com superfícies de implantes jacteados e gravados com ácido colocados nos maxilares de porcos em miniatura e confirmaram que a funcionalização pode promover uma melhor aposição óssea durante as fases iniciais da regeneração óssea.

Liu et al.[75] avaliaram os efeitos da BMP-2 e o seu modo de administração na osteocondutividade de implantes dentários com uma superfície de titânio nua ou revestida com fosfato de cálcio nos maxilares de porcos em miniatura. Após 3 semanas, o volume de osso depositado no espaço osteocondutor (periimplante) foi mais elevado para os implantes revestidos e não revestidos sem BMP-2, enquanto o valor mais baixo foi alcançado com implantes revestidos com apenas BMP-2 adsorvida. Concluiu-se que a osteocondutividade das superfícies de implantes funcionalizados depende do modo de administração de BMP-2, sendo drasticamente prejudicada quando a BMP-2 estava presente como um depósito superficialmente adsorvido em superfícies revestidas ou não revestidas com CaP.

Wikesjo et al.[76] estudaram a capacidade da BMP-2 humana recombinante (rhBMP-2) revestida numa superfície de implante de óxido poroso de titânio para estimular a formação óssea local, incluindo a osteointegração e o aumento vertical do rebordo alveolar. Assim, foram criados defeitos periimplantares supra-alveolares de 5 mm de tamanho crítico e foram instalados e comparados implantes revestidos com rhBMP-2 a 0,75, 1,5 ou 3,0 mg/mL ou controlo não revestido. A avaliação histológica mostrou osso recém-formado com características do osso tipo II residente adjacente, incluindo a formação de córtex nos locais que receberam implantes revestidos com rhBMP-2 a 0,75 ou 1,5 mg/mL. Os locais que receberam implantes revestidos com rhBMP-2 a 3,0 mg/mL exibiram mais formação de osso trabecular imaturo, formação de seroma e remodelação óssea periimplantar, resultando numa deslocação indesejável do implante. Os implantes de controlo apresentaram uma formação óssea mínima, se alguma. Em resumo, o revestimento de rhBMP-2 em superfícies de implantes de óxido poroso de titânio induziu uma formação óssea local clinicamente relevante, incluindo o aumento vertical do rebordo alveolar e a osteointegração, mas concentrações/doses mais elevadas foram associadas a efeitos negativos.

Na região do osso temporal, o comprimento do osso era de 8,6 mm e a espessura do osso cortical era de 3,0 mm. No local mediano do osso frontal e do osso nasal, um local de colocação potencial para implantes que retêm epíteses nasais e faciais, o comprimento do osso foi de 19,3 mm e a largura do osso foi de 5,6 mm com espessura de 3,0 mm. Nos locais proximais e distais da região maxilar, a largura do osso nos locais proximais (10,1 mm) era superior à do lado distal, mas tinha o mesmo comprimento (13,6 mm) e espessura (1,4 mm).

James .C. Lemon e Mark S. Chambers (2002), no seu estudo *' locking retentive attachment for an implant retained auricular prosthesis',* apresentaram uma técnica para incorporar outro acessório de retenção, o sistema slant-lock, na subestrutura de resina acrílica de uma prótese auricular retida por implante. A técnica consistiu no fabrico de uma barra de retenção com um padrão de barra de plástico para a retenção de uma subestrutura de resina acrílica de clipe, fundida em liga de ouro ou liga maquinada e soldada aos cilindros de ouro. Antes do fabrico da subestrutura acrílica, foi criada uma folga de 1 a 3 mm em relação à pele subjacente, através de cera. O sistema slant lock foi cimentado ao molde no aspeto posterior da estrutura de resina acrílica para facilitar a ligação entre a prótese e a barra. Foi fabricada uma estrutura de resina autopolimerizável, que incorpora os clips e o sistema slant - lock que cobre a barra, os cilindros de ouro e os pontos de referência dos tecidos circundantes. Após a polimerização, o sistema slant-lock foi ativado abrindo e fechando a porta. A resina acrílica foi então substituída no molde, e processada em material de silicone, uma fina camada de PVS pode ser colocada no mecanismo de bloqueio para garantir o espaçamento adequado quando o material de silicone é embalado. O autor conclui que o sistema de retenção slant-lock para uma prótese implanto-suportada é durável e preciso, proporciona segurança de posicionamento e não compromete a estética da prótese definitiva.

OSSEOINTEGRAÇÃO

O trabalho exaustivo do *cirurgião ortopédico* sueco ***P.-I. Brànemark*** levou à descoberta de que o titânio comercialmente puro (CPTi), quando colocado num local devidamente preparado no osso, podia ficar fixo no local devido a uma ligação estreita que se desenvolvia entre os dois (figura 5), um fenómeno que mais tarde descreveu como osseointegração (OI). Este estado tem dimensões anatómicas e funcionais, uma vez que requer um contacto estreito entre o implante e o osso saudável circundante e a capacidade de transmitir cargas funcionais durante um período prolongado sem efeitos deletérios, quer sistemicamente, quer nos tecidos adjacentes.

A IO não é definida em termos da extensão do contacto osso-implante, desde que os requisitos funcionais sejam cumpridos e os tecidos sejam saudáveis. Atualmente, são conhecidos muitos dos factores que predispõem ao desenvolvimento da OI e, quando estes existem, é provável que a colocação de um implante adequado conduza a um resultado bem sucedido. Do mesmo modo, o insucesso é mais provável quando existem factores que predispõem a um resultado insatisfatório. Ocasionalmente, os implantes falham sem razões aparentes, por vezes em grupos num só doente, o que é conhecido como **"fenómeno de agrupamento"**. Por conseguinte, é importante avisar os doentes de que não é possível garantir um resultado satisfatório. Atualmente, a IO é vista como a interface óssea óptima do implante, sem a qual não se pode obter sucesso, pelo que tem sido dada grande ênfase à sua produção e manutenção. No entanto, é apenas um dos componentes de um tratamento com implantes dentários bem sucedido e, por si só, não impede que o tratamento falhe. Embora a ausência de IO seja equiparada a um fracasso do tratamento, a sua obtenção não garante o sucesso, que depende do desenho e do desempenho da prótese final. Este pode ser impedido por um implante colocado de forma inadequada, mesmo que esteja integrado.

Embora a interface osseointegrada e o manguito de tecido mole associado, onde o implante penetra na mucosa oral, sejam frequentemente considerados como análogos dentários, apresentam várias diferenças importantes. Em particular, a interface é bastante rígida e não é deslocável, em comparação com o ligamento periodontal, e comporta-se essencialmente de forma não elástica, por oposição à visco-elasticidade do ligamento periodontal. A estabilidade da interface também impede o reposicionamento do implante através de manobras ortodônticas, mas pode permitir que os implantes dentários sejam utilizados como ancoragem para aparelhos ortodônticos fixos.

A interface osteointegrada está também associada a uma taxa lenta de perda de osso alveolar da crista, normalmente inferior a 0,1 mm por ano após o primeiro ano de implantação. Como resultado, é expetável que a maioria dos implantes seja funcional durante toda a vida adulta. Por vezes, observa-se inflamação dos tecidos em redor de um implante endósseo; é descrita como mucosite peri-implantar quando envolve apenas os tecidos moles e peri-implantite quando ocorre perda da interface óssea. Embora os microrganismos associados a estas lesões sejam semelhantes aos observados na doença periodontal, atualmente não é claro se são eles que causam a lesão ou se colonizam a região posteriormente.

Factores que influenciam a IO
Foram identificados vários factores sistémicos e locais como estando associados à produção de uma interface osteointegrada. Atualmente, pensa-se que os factores sistémicos são menos importantes do que se pensava e são considerados a seguir. Os factores locais são os seguintes.

1.   **Material**
Inicialmente acreditava-se que a osteointegração era exclusiva do titânio de alta pureza (comercialmente puro ou CPTi, 99,75%) e este material ainda constitui a base da técnica; no entanto, sabe-se que uma série de outros materiais também podem formar ligações íntimas com o osso. Estes incluem o zircónio e algumas cerâmicas, particularmente a hidroxiapatite. No entanto, não têm sido tão extensivamente

investigados como o CPTi para aplicações em implantes dentários.

2. composição e estrutura da superfície

Pensa-se que o CPTi deve a sua capacidade de formar uma interface osseointegrada à camada de óxido resistente e relativamente inerte, que se forma muito rapidamente na sua superfície. Esta superfície tem sido descrita como osseocondutora, ou seja, propícia à formação óssea. Outros substratos também têm esta propriedade e podem também estimular a formação óssea, uma propriedade conhecida como osseoindução. Embora o contacto inicial osso-implante com um material deste tipo possa ser mais extenso e possa ocorrer mais cedo do que com o CPTi, os benefícios a longo prazo são menos evidentes. No entanto, existe um interesse clínico e de investigação considerável na modificação da composição das superfícies dos implantes com o objetivo de obter uma IO mais rápida e/ou uma interface hospedeiro/implante mecânica e clinicamente superior (figura 6).

Isto pode assumir a forma de revestimentos de superfície (como a hidroxiapatite), de alterações na composição do material do implante através do tratamento seletivo da superfície com pequenas quantidades de outros elementos, ou da utilização local de moléculas bioquímicas envolvidas naturalmente na mediação da formação óssea, como a proteína morfogénica óssea (BMP).

Sabe-se também que a estrutura da superfície do implante influencia o comportamento celular, tendo sido demonstrado que uma gama de superfícies microestruturadas modifica a disseminação e a orientação das células no implante, beneficiando a ancoragem inicial no osso. No entanto, a influência destes factores na IO a longo prazo não é conhecida.

3. Calor

O aquecimento do osso a uma temperatura superior a 47°C durante a cirurgia de implantes pode resultar na morte celular e na desnaturação do colagénio. Como resultado, pode não ocorrer OI. Em vez disso, o implante fica rodeado por uma cápsula fibrosa e a resistência ao cisalhamento da interface implante-hospedeiro é significativamente reduzida. Por estas razões, é necessário ter muito cuidado ao preparar os locais de implantação para controlar o traumatismo térmico. Isto está relacionado com a velocidade da broca, o desenho da broca, a quantidade de osso que está a ser removida numa passagem, a densidade óssea e a utilização de líquidos de refrigeração. Em geral, são recomendadas velocidades de perfuração lentas e a utilização de quantidades abundantes de líquido de refrigeração.

4. Contaminação

A contaminação do local do implante por detritos orgânicos e inorgânicos pode comprometer a realização da OI. Materiais como tecido necrótico, bactérias, reagentes químicos e resíduos de brocas podem ser prejudiciais a este respeito.

5. Estabilidade inicial

Sabe-se que quando um implante se encaixa firmemente no seu local de osteotomia, é mais provável que ocorra OI. Este facto é muitas vezes referido como estabilidade primária, e quando um corpo de implante tem este atributo quando é colocado pela primeira vez, a falha é menos provável. Esta propriedade está relacionada com a qualidade do ajuste do implante, a sua forma e a morfologia e densidade ósseas. Assim, os implantes em forma de parafuso serão mais facilmente estáveis do que aqueles com pouca variação no contorno da sua superfície. O osso macio com grandes espaços medulares e corticais esparsas proporciona um local menos favorável para a obtenção de estabilidade primária. Alguns fabricantes produzem parafusos "sobredimensionados" e auto-roscantes para ajudar a ultrapassar estes problemas.

6. Qualidade do osso

Esta propriedade óssea é bem reconhecida pelos clínicos, mas é mais difícil de medir cientificamente. É uma função da densidade óssea, da anatomia e do volume, e tem sido descrita através de vários índices. As classificações de Lekholm, Zarb, Cawood, Howell e Misch[11] são amplamente utilizadas para descrever a qualidade e quantidade óssea (figura 7a,b,c).

O primeiro está relacionado com a espessura e densidade do osso cortical e esponjoso, e o segundo com a quantidade de reabsorção óssea. O volume ósseo não influencia por si só a IO, mas é um fator determinante para a colocação de implantes. Quando não existe volume ósseo, poderá ser necessário utilizar implantes pequenos, com o consequente risco de sobrecarga mecânica e falha do implante.

7. Diminuição do crescimento epitelial

Os primeiros desenhos de implantes estavam frequentemente associados a um crescimento descendente do epitélio oral, que acabava por exteriorizar o dispositivo. Quando a geração mais recente de dispositivos CPTi foi introduzida, tomou-se muito cuidado para evitar este fenómeno, cobrindo inicialmente o corpo do implante com mucosa oral enquanto ocorria a OI. O corpo do implante era então exposto e era adicionada uma superestrutura, uma vez que se sabia que a interface osseointegrada era resistente ao crescimento epitelial. Mais recentemente, tem-se verificado um interesse crescente na utilização de um desenho de implante que penetra na mucosa, desde o momento da colocação. Embora esta técnica não disponha de dados a longo prazo que rivalizem com os dos métodos anteriores, parece, com base em resultados preliminares, ser eficaz e bem sucedida em doentes e locais seleccionados de forma favorável. Um desenvolvimento recente desta técnica foi a introdução de uma técnica de colocação de uma superestrutura pré-fabricada sobre implantes dentários, que permite a sua utilização poucas horas após a colocação.

8. Carregamento antecipado

Existem boas provas de investigação de que cargas iniciais elevadas num implante, imediatamente após a sua colocação, podem resultar na formação de uma cápsula fibrosa em vez de OI. No entanto, existem provas de estudos clínicos de que, quando o implante tem uma boa estabilidade primária, a carga precoce não parece impedir a OI abaixo de um limiar mal definido.

9.Sobrecarga

Foi demonstrado que cargas mecânicas excessivas num implante osseointegrado podem resultar na rutura da interface com a consequente falha do implante, pelo que se considera geralmente que a sobrecarga deve ser evitada. Isto pode surgir como resultado de bruxismo, em pacientes que habitualmente utilizam forças oclusais elevadas e como resultado de desenhos de superestruturas em que a utilização de cantilever excessivo provoca forças elevadas nos implantes. No entanto, as provas de investigação para uma ligação entre as cargas oclusais e a perda de OI não são extensas e não existem atualmente orientações clínicas para a sua determinação num determinado paciente, a não ser por princípios gerais. Uma vez que o osso é um material sensível à deformação, cuja modelação e remodelação são influenciadas pela deformação, pensa-se que existe provavelmente uma gama de deformações que estão associadas à formação óssea e que podem, portanto, ter valor terapêutico.[12]

A osseointegração foi definida pela primeira vez como um contacto direto entre o osso vivo e a superfície de um implante portador de carga a nível histológico *(Brânemark, 1983)*[1] e, em termos clínicos, como um fenómeno biomecânico através do qual se consegue uma fixação rígida do implante, clinicamente assintomática, e que é mantida no osso durante a carga funcional *(Albrektsson & Johansson, 2001)*. Normalmente, considera-se que um implante está osseointegrado quando se verifica uma ausência de movimento entre o implante e o osso em condições normais de carga, após um período de cicatrização definido[14]. Este estado clínico é o resultado da aposição direta do osso à superfície do implante sem a formação de uma cápsula colagénica pouco vascularizada, designada por encapsulamento fibroso. Embora o conceito de "osseointegração" tenha sido inicialmente proposto para definir a ligação entre o osso e o titânio, foi demonstrado que a ancoragem óssea também pode ser conseguida com a utilização de outros materiais sem uma reação tecidular adversa *(Wenz et al., 2008)*.

Assim, a osseointegração é atualmente aceite como um termo geral para o contacto da superfície osso-implante. No entanto, a qualidade da interface osso hospedeiro/implante estrangeiro é principalmente afetada pelas características do material. Em especial, foi demonstrado que o titânio tem um contacto mais próximo com o tecido calcificado e é coberto por uma estrutura proteoglicana mais fina em comparação com o zircónio e o aço inoxidável *(Albrektsson et al., 1985, 1986)*. Vários estudos também sugeriram que o titânio apresenta uma melhor natureza biocompatível e uma menor reação de corpo estranho em comparação com outros materiais convencionais *(Eisenbarth et al., 2004; Hallab et al., 2003)1*.

Foi afirmado que a osteointegração do titânio não resulta de uma reação positiva do tecido, mas ocorre na ausência de uma resposta negativa do tecido *(Stanford & Keller, 1991)*. Por conseguinte, o carácter bio-inerte do titânio é a principal razão do seu comportamento de ligação óssea melhorado. Atualmente, a osseointegração do titânio é amplamente aceite como o pré-requisito para o sucesso dos implantes dentários em medicina dentária. Embora as taxas de sucesso registadas sejam superiores a 90% em ensaios clínicos controlados *(Henry et al., 1996; Jemt et al., 1996)*[16] , continuam por esclarecer desafios importantes, como o longo período de latência entre a colocação do implante e a carga. Além disso, a obtenção de taxas de sucesso elevadas em grupos de pacientes específicos (por exemplo, diabéticos, doentes oncológicos, fumadores) parece ser ilusória *(Esposito et al., 1998)*. Nas últimas duas décadas, elevar a qualidade e a quantidade local do tecido hospedeiro para uma osteointegração óptima foi o principal objetivo da implantologia dentária para ultrapassar estes inconvenientes. Por conseguinte, várias abordagens centraram-se na procura de métodos alternativos para acelerar e otimizar a osseointegração, visando uma integridade mecânica suficiente para suportar as forças oclusais num período precoce *(Morton et al., 2010)*.

CLASSIFICAÇÕES E MATERIAIS UTILIZADOS EM IMPLANTOLOGIA DENTÁRIA

CLASSIFICAÇÃO DOS IMPLANTES DENTÁRIOS:

Os implantes dentários podem ser classificados, em termos gerais, em duas categorias básicas[17] :

1. Implantes endósteos
   a. Implantes com forma de raiz
   b. Implantes em forma de placa/lâmina
   c. Estabilizadores endodônticos
   d. Implantes de estrutura de ramos
   e. Implantes transperiosteais
2. Implantes subperiosteais
   a. Implantes subperiosteais unilaterais
   b. Inserções intra-mucosas para melhorar a prótese

Implantes endósteos

Os implantes endósteos constituem uma categoria alargada de implantes. O mais comummente aplicável

As modalidades de fornecimento de pilares são endósteas. Nos casos mais comuns, os implantes endósteos são colocados em rebordos alveolares total ou parcialmente edêntulos com osso residual disponível suficiente para acomodar a configuração selecionada. Alguns implantes endósteos são ligados a componentes para a retenção de uma prótese fixa ou amovível. Outros implantes endósseos estão equipados com um pilar integrado no corpo do implante, que se projecta para a cavidade oral durante a cicatrização. Os sistemas de implantes endósteos são normalmente designados por sistemas de uma ou duas fases. Por vezes, estes termos são utilizados para descrever o número de intervenções cirúrgicas necessárias. Neste contexto, os sistemas de implantes endósteos que requerem a fixação de pilares ou outros mecanismos de fixação numa consulta posterior à consulta de inserção são designados por sistemas de duas fases, e os que estão equipados com um pilar integral no momento da inserção são designados por sistemas de uma fase. Por conseguinte, o que alguns fabricantes designam por "fase única", o que significa que apenas é necessária uma intervenção cirúrgica, é o que, na realidade, se refere à opção de cicatrização por semi-submersão em duas fases, em que um colar de cicatrização é colocado à face ou até 1 mm acima da gengiva no momento da colocação do implante, evitando assim a cirurgia de exposição do implante associada à submersão sob a gengiva no momento da inserção do implante.

Formas de raiz.

Os implantes com forma de raiz são concebidos para se assemelharem à forma da raiz de um dente natural. Normalmente, têm uma secção transversal circular (figura 8). As formas radiculares podem ser roscadas, lisas, escalonadas, paralelas ou cónicas, com ou sem revestimento, com ou sem ranhuras ou abertura, e podem ser unidas a uma grande variedade de componentes para retenção de uma prótese.

Regra geral, as formas radiculares têm de atingir a osteointegração para serem bem sucedidas. Por conseguinte, são colocadas num estado não funcional durante a cicatrização até estarem osteointegradas. Os colares de cicatrização de implantes semi-submersos são então removidos, ou os implantes submersos são expostos cirurgicamente para a fixação de componentes para a retenção de uma prótese fixa ou amovível. Assim, a maioria das formas radiculares são implantes de duas fases. A primeira fase é a submersão ou semi-submersão para permitir uma cicatrização funcional e a segunda fase é a fixação de um pilar ou mecanismo de retenção.

A semi-submersão das formas radiculares evita a necessidade de duas intervenções cirúrgicas, o que representa uma melhoria importante na modalidade em termos de permissividade técnica. Os protocolos de formas radiculares requerem passos de tratamento separados para a inserção e fixação do pilar ou do mecanismo de retenção, quer o protocolo de cicatrização exija a submersão ou a semi-submersão.

Uma forma de raiz pode ser colocada em qualquer parte da mandíbula ou do maxilar onde exista osso disponível suficiente[18,19] . No entanto, devido ao diâmetro dos implantes de forma radicular, a maioria dos tratamentos convencionais envolve a inserção anterior para substituição de um único dente ou restauração com sobredentaduras. Com a inovação da interface de microesfera ligada por difusão, a aplicabilidade geral desta modalidade aumentou nos casos de edentulismo parcial posterior que requerem cinco ou menos unidades de restauração dentária. Os cilindros cónicos lisos e roscados também são boas escolhas para o edentulismo anterior.

Formas de placa/lâmina.
Como o seu nome sugere, a forma básica do implante em forma de placa/lâmina é semelhante à de uma placa ou lâmina de metal em secção transversal. Algumas formas de placa/lâmina têm uma combinação de lados paralelos e cónicos. Tal como os parafusos e os cilindros são ambos da modalidade de forma de raiz, as formas de placa e as formas de lâmina são ambas da modalidade de forma de placa/lâmina. Os sistemas de moldagem de placas/lâminas são fornecidos em variedades de uma e duas fases. Os implantes em forma de placa/lâmina de uma fase são fabricados numa peça sólida de titânio, com o pilar contíguo ao corpo do implante. Os implantes de duas fases em forma de placa/lâmina são fornecidos com pilares destacáveis e colares de cicatrização. As opções de uma e duas fases existem para que o médico possa utilizar o modo de osteointegração ou osteopreservação da integração de tecidos, de acordo com as necessidades do caso. As formas de placa/lâmina são únicas entre os implantes, na medida em que podem funcionar com sucesso tanto no modo de osteointegração como no modo de osteopreservação da integração de tecidos[20] . Quando são seguidos os protocolos adequados, os implantes de uma fase cicatrizam no modo de osteopreservação da integração dos tecidos e os implantes de duas fases osteointegram-se. Tal como acontece com as formas radiculares de duas fases, as formas de placa/lâmina de duas fases requerem uma segunda etapa de tratamento para a fixação de pilares. No entanto, as formas de placa/lâmina de duas fases são

concebidas para cicatrizar no modo de cicatrização semi-submersa, pelo que a remoção da segunda fase do colar de cicatrização e a colocação do pilar não requerem uma intervenção cirúrgica (figura 9 a,b).

Tal como acontece com os implantes de forma radicular, os implantes de forma de placa/lâmina podem ser colocados em qualquer parte da mandíbula ou maxilar onde exista osso disponível suficiente. Contudo, devido à sua largura bucal/labiolingual mais estreita, as formas de placa/lâmina tendem a ser aplicáveis numa gama mais vasta de apresentações ósseas disponíveis, especialmente na parte posterior das cristas. As formas de placa/lâmina podem ser utilizadas na maioria dos candidatos a implantes dentários e em 100% dos casos em que as formas de raiz podem ser inseridas.

Implantes estabilizadores endodônticos.
Embora os implantes estabilizadores endodônticos sejam implantes endósteos, diferem de outros implantes endósteos em termos de aplicação funcional. Em vez de fornecerem um suporte de pilar adicional para dentisteria de restauração, são utilizados para aumentar o comprimento funcional de uma raiz dentária existente para melhorar o seu prognóstico e, quando necessário, a sua capacidade de suportar pontes[21] . Os estabilizadores endodônticos modernos assumem a forma de um poste longo e roscado que passa, pelo menos, 5 mm para além do ápice da raiz do dente até ao osso disponível (figura 10).

Os estabilizadores endodônticos foram concebidos com lados paralelos ou cónicos, lisos ou roscados. Os estabilizadores endodônticos mais bem-sucedidos são os de rosca e de lados paralelos, com canais nas cristas rosqueadas que evitam que o cimento obturador apical seja expelido para o osso, guiando-o crestalmente. O desenho roscado de lados paralelos controla a concentração de tensão no ápice da raiz, protegendo contra a fratura e o trauma[22] .
O estabilizador endodôntico funciona no modo de osteopreservação da integração dos tecidos, porque a raiz do dente através da qual é inserido

é sujeita a micromovimentos fisiológicos normais à medida que cicatriza. Os estabilizadores endodônticos são colocados e o procedimento é concluído numa visita, como o passo final de qualquer regime endodôntico convencional. A gama de aplicabilidade do estabilizador endodôntico é ditada pela necessidade de pelo menos 5 mm de osso disponível para além do ápice do dente a ser tratado e pela necessidade de evitar determinados pontos de referência anatómicos. Cinco milímetros de osso disponível é o mínimo que pode aumentar a relação coroa/raiz a ponto de afetar positivamente o prognóstico do dente. Na mandíbula, o primeiro pré-molar e os dentes anteriores a ele são bons candidatos à estabilização endodôntica.

O segundo pré-molar e os molares estão sobre o canal alveolar inferior e, portanto, não são bons candidatos para a estabilização endodôntica. Na maxila, os dentes mais frequentemente tratados são os centrais, laterais, cúspides e a raiz lingual dos primeiros pré-molares. O segundo pré-molar e os molares estão sob o seio maxilar e, portanto, geralmente não são bons candidatos para a estabilização endodôntica.

Implantes Ramus Frame.
Os implantes Ramus Frame demonstraram ser seguros e eficazes. Destinam-se ao tratamento do edentulismo mandibular total com reabsorção grave do rebordo alveolar. Os implantes de estrutura Ramus não têm aplicações comuns devido à sensibilidade técnica (figura 11).

Apresentam uma barra de fixação externa que se estende alguns milímetros acima da crista da crista do ramo ascendente de um lado para o ramo ascendente do outro lado. Posteriormente, em cada lado, uma extensão endosteal insere-se no osso disponível dentro de cada ramo ascendente. Anteriormente, a barra é contígua a um tipo de extensão em forma de placa/lâmina que se insere no osso disponível na área sinfisária[23].

Implantes transósseos.
Entre os implantes endósteos, os implantes transósteos são os mais

invasivos do ponto de vista cirúrgico e sensíveis à técnica (figura 12).
Tal como os implantes ramus frame, estão limitados à mandíbula.
Embora os implantes transósseos tenham provado a sua segurança e
eficácia, não são considerados como a corrente principal devido à sua
complexidade e às exigências que colocam tanto ao médico como ao
paciente. Os implantes transósseos incluem uma placa que é colocada
contra o bordo inferior exposto da mandíbula, com extensões que
passam desta placa através da área sinfisária, para fora da crista do
rebordo e para a cavidade oral[24] . Trata-se normalmente de um
procedimento hospitalar.

Implantes subperiosteais

A modalidade de implante subperiosteal distingue-se das modalidades
de implante endosteal pelo facto de o implante ser colocado sob o
periósteo e contra o osso no dia da inserção, em vez de ser colocado no
osso alveolar. Esta modalidade é utilizada em casos de reabsorção
alveolar avançada, em que o volume do osso residual disponível é
insuficiente para a inserção de um implante endósteo[25] .

O implante subperiosteal é retido por integração periosteal, em que a
camada exterior do
O periósteo proporciona um envolvimento fibroso denso e fixa o
implante ao osso através de
Fibras de Sharpey[26] [27] [28] , e também por características de rebaixamento
retentivo do desenho do implante.

Os implantes subperiosteais são feitos por medida e são de quatro tipos.
Os implantes subperiosteais unilaterais são normalmente colocados em
áreas pré-molares e molares severamente reabsorvidas da mandíbula
ou maxilar, onde não existem pilares naturais distais (figura 13).

Um implante interdentário subperiosteal cobre uma área edêntula
severamente reabsorvida entre
dentes naturais remanescentes. Estes implantes podem ser utilizados
anteriormente ou posteriormente em qualquer arcada. Raramente são

indicados, mas são considerados nos raros casos em que
são aplicáveis. Os implantes subperiosteais totais destinam-se a
pacientes que perderam todos os dentes numa arcada.

Finalmente, um implante subperiosteal circunferencial é uma
modificação de um implante subperiosteal total, mas é utilizado em
casos em que vários dentes anteriores ainda estão em posição. Os casos
subperiosteais circunferenciais são mais frequentemente mandibulares.
Os suportes principais linguais e vestibulares são concebidos de forma
a que os suportes de ligação fiquem distais ao último dente natural de
cada lado, permitindo que todo o implante passe sobre os dentes
anteriores para assentar no osso basal. O subperiósteo circunferencial é
semelhante a dois subperiósteos unilaterais que estão ligados às escoras
principais anteriores labial e lingual. No tratamento subperiosteal
unilateral, são necessárias duas intervenções cirúrgicas - a primeira para
obter uma impressão óssea direta para obter um modelo a partir do qual
o implante personalizado é fabricado, e a segunda para colocar o
implante. Embora a aplicação da modelação óssea gerada por
computador seja promissora, ainda não é considerada uma técnica
comum para obter um modelo ósseo exato em casos unilaterais.

Inserções intramucosas
As inserções intramucosas diferem das outras modalidades em termos
de forma, conceito e função. São elas
Projecções de titânio em forma de cogumelo que são fixadas à
superfície do tecido de uma prótese parcial ou total removível no
maxilar[29] e encaixam em locais receptores de tecido mole preparados
na gengiva para proporcionar retenção e estabilidade adicionais (figura
14).

Assim, fornecem suporte para uma prótese mas não fornecem pilares.
São utilizados no tratamento de pacientes para os quais os implantes
endósteos ou subperiosteais não são considerados práticos ou
desejáveis.

As inserções intramucosas não entram em contacto com o osso, pelo que o modo de integração do tecido não é a osteointegração, a osteopreservação ou a integração periosteal. Em vez disso, os locais receptores no tecido em que as pastilhas assentam ficam revestidos com epitélio duro e queratinizado. Neste sentido, os insertos intramucosos assentados são externos ao corpo. Só é necessária uma consulta para a colocação de inserções intramucosas. Os insertos intramucosos são melhor utilizados no maxilar. Devido à biomecânica complicada, aos ângulos mais agudos do rebordo alveolar, a uma maior variedade de forças aplicadas e a uma espessura gengival insuficiente, não se recomenda a colocação de inserções intramucosas na mandíbula.

Atualmente, temos cerca de 600 sistemas de implantes diferentes produzidos por, pelo menos, 146 fabricantes diferentes localizados em todos os cantos do mundo. Alguns dos mais importantes estão listados abaixo[30] :

1. AlphaBio GmbH Alemanha
2. Alpha Bio Implant Limited Israel
3. Altiva Corporation EUA
4. Sistema de implantes AQB Japão
5. BEGO Implant Systems GmbH & Co. KG Alemanha
6. Implantes dentários Bicon EUA
7. BioHex Corporation (nome anterior: Biomedical Implant Technology) Canadá
8. BioHorizons Implant Systems Incorporated EUA
9. Bio-Lok International Incorporated (filial da Orthogen Corporation) EUA
10. Biomateriais Coreia do Sul
11. Biomedicare Company EUA
12. Bionnovation Brasil
13. Biost S.n.c. Itália
14. Biotech International França
15. CeraRoot Espanha
16. Sistema de Implantes Conexão Brasil

17. CSM Implant Coreia do Sul

18. Dentatus Suécia

19. Dentaurum J.P. Winkelstroeter KG Alemanha

20. Dentos Incorporated Coreia do Sul

21. Dentsply Friadent Ceramed Incorporated (Friadent GmbH Alemanha)EUA

22. Eckermann Laboratorium Espanha

23. Neobiotech Company Limited Coreia do Sul

24. Nobel Biocare Suécia

25. Implante OGA Japão

26. o.m.t (nome anterior: Biocer) Alemanha

27. Osstem Company Limited Coreia do Sul

28. Schütz-Dental Alemanha

29. SERF (Sociedade de Estudos de Investigação e de Fabrico) França

30. Implantes Sic Suíça

31. Simpler Implants Incorporated Canadá

32. Star Group International Implant Developments & Technology GmbH Alemanha

33. Sterngold Implamed Dental Implant Systems EUA

34. Swiss Implants Incorporated USA

35. Sistema TFI Itália

36. Tiolox Implants GmbH (nome anterior: Dentaurum Implants GmbH) Alemanha

37. Implantes Titan EUA

38. Wieland Dental Implants GmbH Alemanha

39. Wolf GmbH Alemanha

A Federação Dentária Mundial da FDI ficou alarmada com o aparente aumento rápido do número de implantes e sistemas de implantes em todo o mundo, e foram levantadas questões sobre a qualidade de todos os novos implantes que estavam a ser comercializados. Foi pedido ao Comité Científico da FDI que investigasse a questão e os resultados foram bastante alarmantes (Jokstad et al. 2003). Os investigadores identificaram 225 marcas de implantes de 78 fabricantes, mas também descobriram que cerca de 70 marcas de implantes já não estavam a ser fabricadas. Dos 78 fabricantes, 10 podiam apoiar o seu sistema de implantes com mais de quatro ensaios clínicos, 11 podiam apoiar o seu sistema de implantes com menos de quatro ensaios, mas de boa qualidade metodológica, e 29 tinham documentação clínica publicada limitada. Foi considerado bastante problemático o facto de 28 fabricantes venderem sistemas de implantes sem qualquer tipo de documentação clínica publicada.

Também é preocupante o facto de muitos fabricantes não parecerem seguir as normas internacionais para o fabrico dos seus produtos. A Assembleia Geral da FDI, em 2004, declarou que "os implantes são fabricados e vendidos em algumas partes do mundo sem respeitarem as normas internacionais. Parece prudente utilizar apenas implantes dentários apoiados por documentação de investigação clínica sólida e que estejam em conformidade com os princípios gerais de boas práticas de fabrico, em conformidade com as normas ISO ou com a FDA (Food and Drug Administration) e outros organismos reguladores" (FDI 2004).

A principal razão para o caos que reina atualmente é o facto de, em 1998, a FDA dos EUA ter decidido transferir os implantes feitos de titânio da classe III para dispositivos médicos de classe II. Em termos simples, isto significa que, para que um novo implante de titânio seja aprovado nos Estados Unidos, não existem requisitos para documentar o desempenho clínico. Importa referir que esta decisão foi tomada na sequência de um lobbying maciço por parte da indústria de implantes na altura. Pode perguntar-se se as empresas de implantes que fizeram lobby para as alterações na altura (várias das quais desapareceram do mercado desde então) estão satisfeitas hoje.

No entanto, para sermos justos, ninguém poderia ter previsto a anarquia que isto iria causar atualmente. O que se pode concordar é que é realmente difícil ver quem beneficia com esta inundação aparentemente imparável de novas marcas de implantes. Não pode ser a profissão de dentista, que, no futuro, passará muito tempo a reparar e a manter os implantes. Não será o paciente, porque não conseguirá localizar o dentista que terá o inventário específico do hardware necessário e o conhecimento sobre o implante específico colocado, digamos, 10 anos antes.

As empresas de implantes estabelecidas não beneficiarão porque terão de se defender das novas empresas, muitas vezes agressivas, que, nestas circunstâncias, promovem as virtudes dos seus produtos através da extrapolação de dados de estudos de bancada e em animais. As entidades reguladoras também se encontram numa situação problemática, como demonstrado pelos recentes fracassos dramáticos de um implante de peça única específico que ostentava a marca europeia "CE", indicando que era um produto aprovado na Europa e que também foi aprovado pela FDA. Assim, apesar do facto de o implante ter sido fabricado a partir do titânio "mágico", e assumindo a aprovação com base em bench
e/ou modelos animais, a terapia com implantes pode correr terrivelmente mal na situação clínica quotidiana.

O relatório da FDI publicado em 2003 resumiu a investigação clínica que validou as alegações de superioridade dos implantes e documentou a relação entre determinadas características do desenho dos implantes e os resultados clínicos. De um modo geral, a literatura científica até então não fornecia quaisquer directivas claras relativamente às alegações de alegados benefícios de características morfológicas específicas dos implantes dentários de raiz (Jokstad et al. 2003). Desde então, foram publicados cerca de 530 novos ensaios clínicos envolvendo mais de n = 1 pacientes (gráfico 1).

Estes estudos constituem a maior parte das provas científicas das alegações de diferenças no desempenho clínico dos vários sistemas de implantes dentários actuais[31] . Infelizmente, a situação é que não mais de 50% de todos os ensaios referem implantes fabricados pela

Nobel Biocare ou pela Straumann, e 80% de todos os ensaios estão limitados a relatórios sobre implantes de apenas seis fabricantes. Assim, a grande maioria das marcas de implantes atualmente no mercado não tem qualquer documentação clínica (Tabela 1).

TABLE 1

Implant Brand	**No. of Studies**	**%**	**Cumulative %**
Nobel Biocare: Brånemark / Replace / Nobeldirect / Nobelperfect / SteriOss, etc.	176	33	33
Straumann / ITI	101	19	52
Dentsply: Frialit / Frialit2 / Frialit+ / Friadent / Frialoc / Frios / Xive /Ankylos	53	10	62
Biomet 3i: Osseotite / Nanotite	41	8	70
Zimmer: Calcitek / Integral / Omniloc / ScrewVent / Spline / Swissplus, etc.	22	4	78
IMZ	16	3	81
Biohorizons/Maestro	6	1	84
Bicon	5	1	86
Other or Not stated	67	13	100

A maioria dos sistemas de implantes dentários disponíveis nos Estados Unidos até à data são construídos a partir de metais ou ligas.

Várias organizações forneceram directrizes para a normalização dos materiais de implantes. (Comité F4 da ASTM e ISO 9ISO TC 106, ISOTR 10541) forneceram a base para essas normas. Até à data, um inquérito multinacional realizado pela ISO indicou que o titânio e as suas ligas são principalmente utilizados. Os implantes não metálicos mais utilizados são materiais oxidados, carboníticos ou semelhantes a óxidos grafíticos.

Os principais grupos de materiais implantáveis para medicina dentária são as ligas de titânio, as ligas de cobalto-crómio, os aços austeníticos Fe-Cr-Ni-Mo, as ligas de tântalo, nióbio e zircónio, os metais preciosos, as cerâmicas e os materiais poliméricos.

1. Titânio e Titânio-6 Alumínio-4 Vanádio (Ti-6Al-4V)

Este grupo reativo de metais e ligas (com elementos primários de substâncias metálicas do grupo reativo) forma óxidos tenazes no ar ou em soluções oxigenadas. O titânio (Ti) oxida (passiva) em contacto com o ar à temperatura ambiente e com os fluidos normais dos tecidos. Esta reatividade é favorável aos dispositivos de implantes dentários. Na ausência de movimento interfacial ou de condições ambientais adversas, esta condição de superfície passivada (oxidada) minimiza os fenómenos de biocorrosão. Em situações em que o implante é colocado dentro de um local recetor bem ajustado no osso, as áreas riscadas ou desgastadas durante a colocação seriam repassivadas in vivo. Esta caraterística é uma propriedade importante relacionada com a utilização do titânio em implantes dentários. Alguns relatórios demonstram que a camada de óxido tende a aumentar de espessura durante os ensaios de corrosão e que a rutura desta camada é improvável em soluções aeradas.

2. Liga à base de cobalto-crómio-molibdénio

As ligas à base de cobalto são mais frequentemente utilizadas numa condição metalúrgica fundida ou fundida e recozida. Isto permite o fabrico de implantes com desenhos personalizados, tais como estruturas subperiosteais. A composição elementar desta liga inclui o cobalto, o crómio e o molibdénio como elementos principais. O cobalto fornece a fase contínua para as propriedades básicas; as fases secundárias à base de cobalto, crómio, molibdénio, níquel e carbono proporcionam resistência (4 vezes superior à do osso compacto) e resistência à abrasão superficial, o crómio proporciona resistência à corrosão através da superfície de óxido, enquanto o molibdénio proporciona resistência e resistência à corrosão em massa.

3. Ligas à base de ferro-crómio-níquel

As ligas de aço inoxidável cirúrgico (por exemplo, 316 com baixo teor de carbono) têm uma longa história de utilização em dispositivos de implantes ortopédicos e dentários. Esta liga, tal como os sistemas de titânio, é utilizada mais frequentemente em condições metalúrgicas forjadas e tratadas termicamente, o que resulta numa liga de alta resistência e alta ductilidade. A lâmina do ramo, a estrutura do ramo, os pinos estabilizadores (antigos) e alguns sistemas de inserção da mucosa foram fabricados a partir da liga à base de ferro.

4. Outros metais e ligas

Muitos outros metais e ligas têm sido utilizados para o fabrico de dispositivos de implantes dentários. As primeiras espirais e gaiolas incluíam tântalo, platina, irídio, ouro, paládio e ligas destes metais. Mais recentemente, foram avaliados dispositivos feitos de zircónio, háfnio e tungsténio. O ouro, a platina e o paládio são metais de resistência relativamente baixa, o que impõe limites à conceção dos implantes.

<u>**4) Cerâmica e carbono**</u>

As cerâmicas são materiais inorgânicos, não metálicos e não polimétricos, fabricados por compactação e sinterização a temperaturas elevadas. Podem ser divididas em óxidos metálicos ou outros compostos. As cerâmicas de óxido foram introduzidas nos dispositivos de implantes cirúrgicos devido à sua inércia à biodegradação, elevada resistência, características físicas como a cor e uma condutividade térmica e eléctrica mínima, e uma vasta gama de propriedades elásticas específicas do material. No entanto, em muitos casos, a baixa ductilidade ou a fragilidade inerente resultaram em limitações. As cerâmicas têm sido utilizadas em formas a granel e, mais recentemente, como revestimentos de metais e ligas.

Os óxidos de alumínio são materiais totalmente óxidos, a granel e à superfície, proporcionando assim vantagens relacionadas com a investigação da interface dos tecidos. Além disso, os estudos incluíram as formas policristalinas (alumina) e monocristalinas (safira) da estrutura de óxido. Foram estabelecidas relações directas entre os eventos interfaciais da integração de tecidos para óxidos de superfície metálica de titânio e crómio e os sistemas de óxido de alumínio. Foi demonstrado que os revestimentos cerâmicos (Al_2O_3) melhoram a resistência à corrosão e a biocompatibilidade dos implantes metálicos, em particular o aço inoxidável cirúrgico e as ligas Ni -Cr ,Cr- Co.

No entanto, estudos em ortopedia alertam para o facto de o revestimento (Al_2O_3) poder provocar um fenómeno de desmineralização causado pela elevada concentração local de iões de substrato na presença de doenças ósseas metabólicas.

<u>**5. Polímeros e compósitos**</u>

- Polimetilmetacrilato
- Politetrafluoroetileno
- Polimetileno
- Polisulfona
- Borracha de silicone

- Polipropileno

Em geral, os polímeros têm baixa resistência e módulos elásticos e elevado alongamento até à fratura, em comparação com outras classes de biomateriais. São isolantes térmicos e eléctricos e, quando constituídos como um sistema de elevado peso molecular sem plastificantes, são relativamente resistentes à biodegradação. Em comparação com o osso, a maioria dos polímeros tem módulos elásticos baixos com magnitudes mais próximas dos tecidos moles.

DIAGNÓSTICO E PLANEAMENTO DE TRATAMENTO PARA PACIENTES COM IMPLANTES

DIAGNÓSTICO :

É muito importante que a condição física geral de um paciente seja verificada com exatidão, de modo a obter uma avaliação global da saúde. Os dados iniciais recolhidos sobre cada paciente devem incluir o historial médico, o historial dentário, o estudo radiográfico, os moldes de estudo e as fotografias, todos essenciais para o planeamento do tratamento. Com base nos dados e num exame clínico minucioso, pode ser proposto um plano de tratamento pormenorizado, incluindo locais e direcções para os acessórios.

Muitos pacientes parcial ou totalmente desdentados ficam melhor servidos com próteses integradas em tecidos, em vez de outras formas clássicas de terapia. No entanto, nem todos os pacientes podem, ou devem, ser considerados para este procedimento. Assim, deve ser efectuada uma avaliação médica e dentária para selecionar os pacientes que podem ser melhor servidos por uma modalidade de tratamento alternativa (figura 15).

Os pacientes serão tratados por uma equipa constituída por um protésico, um cirurgião (periodontista ou cirurgião oral e maxilofacial), um dentista restaurador, um técnico de laboratório, higienistas dentários, assistentes dentários e outros profissionais de saúde. Por conseguinte, a comunicação durante todas as fases do tratamento é fundamental. O paciente deve ser visto na sua totalidade e o resultado final deve ser visualizado antes da cirurgia. Esta "abordagem inversa" significa que o resultado protético previsto deve ser determinado antes da cirurgia. Os passos apropriados no plano de tratamento podem então ser concebidos para alcançar o objetivo desejado, antes da primeira incisão.

INDICAÇÕES E CONTRA-INDICAÇÕES :

A cirurgia de implantes osseointegrados é uma opção de tratamento disponível para qualquer paciente, independentemente do sexo ou da idade. As excepções a este tratamento são os pacientes com doenças crónicas, incontroláveis ou com anomalias das membranas mucosas e/ou dos ossos maxilares. O tratamento com implantes osseointegrados é ideal para pacientes que não podem usar próteses completas e têm osso adequado para a inserção dos acessórios.

INDICAÇÕES :

- Paciente edêntulo
- Paciente parcialmente edêntulo com um historial de dificuldade em usar próteses parciais removíveis.
- Paciente com falta de dentição que necessita de tratamento com prótese parcial fixa de longo alcance.
- Paciente que recusa a utilização de uma prótese de tipo amovível.
- Qualquer área edêntula ou alteração grave nos tecidos de suporte da prótese total.
- Coordenação muscular oral deficiente
- Baixa tolerância dos tecidos, ou seja, mais mucosa alveolar em vez de mucosa aderente.
- Hábitos parafuncionais que levam a dores recorrentes e à instabilidade da prótese.
- Reflexos de vómito activos ou hiperactivos, provocados por uma prótese removível.
- Expectativas protéticas irrealistas.
- Incapacidade psicológica de usar uma prótese removível, mesmo que exista uma retenção ou estabilidade adequada da dentadura.
- Número e localização desfavoráveis de potenciais pilares numa dentição residual. A localização adjunta de análogos de raiz osseointegrados colocados de forma óptima permitiria a colocação de uma prótese fixa.
- Perda de um único dente para evitar envolver os dentes vizinhos como pilares.

CONTRA-INDICAÇÕES :

É essencial conhecer e compreender os condicionalismos absolutos do tratamento com implantes, para que não se verifique um fracasso.

1. Pacientes irradiados com doses elevadas

Os doentes que tenham recebido doses terapêuticas de radiação superiores a 5000 Rads devem evitar a realização destes procedimentos. O médico e o radioterapeuta do doente devem ser consultados sobre o tratamento, as doses e os portais de entrada. Após grandes quantidades de radioterapia, o doente tem uma capacidade reduzida de cicatrização de feridas e pode não conseguir uma osteointegração bem sucedida.

2. Doentes com problemas psiquiátricos, como psicoses, dismorfofobia, uma vez que o tratamento implica, por vezes, alterações da aparência, quer a nível estético, quer a nível dos contornos faciais, e estes doentes podem ter dificuldade em adaptar-se à sua aparência alterada.

3. Doenças hematológicas sistémicas: Os doentes com discrasias sanguíneas como leucemia, hemofilia e púrpura trombocitopénica não devem fazer este tipo de tratamento.

4. A patologia existente em tecidos duros ou moles, como tumores benignos, deve ser avaliada numa base individual. Se um doente tiver um tumor benigno presente, este deve ser removido antes dos procedimentos de implante. Após os procedimentos cirúrgicos para a remoção do tumor, o prognóstico do doente e o estado do local da cirurgia determinam se o doente é um bom candidato para o tratamento com implantes osseointegrados. Os doentes com problemas nos tecidos moles, tais como doenças de deficiência de colagénio ou de tecido de ligação, devem ser avaliados. Qualquer fase ativa da doença deve ser controlada antes de considerar o tratamento com implantes.

5. Os doentes que tenham feito extracções recentes devem ser questionados para determinar as datas da extração. Se a extração tiver sido realizada num período de seis meses a um ano, o cirurgião deve avaliar o local radiograficamente e decidir se o osso cicatrizou adequadamente para outros procedimentos. Não existe qualquer razão para adiar o tratamento mais de um ano após uma extração, uma vez

que a maior quantidade de remodelação óssea ocorre neste período de tempo.

6. Os doentes com antecedentes de abuso de drogas, álcool ou tabaco devem ser avaliados cuidadosamente. Os doentes com antecedentes de abuso habitual têm normalmente menos resistência à infeção. Trinta por cento da resistência à infeção perde-se neste tipo de doentes e pode resultar num atraso na cicatrização. Após a cirurgia para instalação de implantes, todos os doentes devem abster-se do consumo de álcool ou tabaco durante um mínimo de 2 semanas.

7. Os doentes irradiados necessitam de ter os seus antecedentes médicos avaliados. O historial deve revelar o prognóstico da doença e as quantidades de radiação utilizadas na terapia. Os doentes que receberam menos de 4.000 Rads de radioterapia podem sofrer um atraso na cicatrização dos dentes, uma ocorrência comum após o tratamento com radiação. O segundo procedimento cirúrgico, a ligação do pilar às estruturas de suporte, deve ser adiado pelo menos três vezes o tempo normal de cicatrização.

8. Os doentes com doenças crónicas, como a diabetes ou a hipertensão arterial, devem ser avaliados individualmente, sendo necessária a consulta do médico de família.

<u>"CASO DA CORRENTE PRINCIPAL"</u>

A simples verdade de que se deve começar pelo princípio é por vezes negligenciada na implantologia dentária. Os profissionais devem ter em conta muitos factores antes de estarem prontos para inserir e restaurar um implante dentário, mas há uma consideração que se sobrepõe a todas as outras: "o que é um caso de fluxo principal?" e como pode ser reconhecido. Compreender isto é fundamental porque a forma de começar é com o tratamento de casos simples e previsíveis.

O termo mainstream não pretende significar o que é mais popular ou se uma modalidade de implante é considerada mainstream.

> **"OS CASOS PRINCIPAIS ESTÃO PERTO DO IDEAL"** : O conceito de que os casos principais estão perto do ideal pode parecer

evidente, no entanto, ter em atenção esta tendência é vital para determinar se o caso em questão pode ser considerado principal. Nenhum caso é ideal, mas os casos correntes aproximam-se do ideal.

Preenchem as seguintes condições

(1)   Raramente envolvem complicações em condições atípicas.

(2)   Só se realizam em rebordos alveolares cicatrizados ou em locais de extração imediata ou cicatrização em condições adequadas.

(3)   Não requerem um reforço ósseo extenso.

(4)   Não necessitam de radiografia fora do consultório.

(5)   São previsíveis.

(6)   Trata-se de medicina dentária preventiva.

(7)   São efectuados em doentes normais.

(8)   Requerem restaurações de cinco ou menos unidades.

(9)   São realizados em casos em que o rebordo alveolar tem as dimensões adequadas para acomodar o implante selecionado.

(10)   São modalidades de implantes profissionalmente aceites.

> **"A INSERÇÃO DE CASOS CONVENCIONAIS É ALTAMENTE PREVISÍVEL":** Os casos em que faltam apenas um ou poucos dentes são os mais permissivos do ponto de vista técnico e têm o prognóstico mais favorável. Deve começar por este tipo de caso. A exceção é o tratamento de uma mandíbula totalmente edêntula utilizando formas de raiz que suportam uma sobredentadura. A maioria dos candidatos a implantes são parcialmente desdentados e requerem um tratamento simples e previsível que pode ser considerado convencional. A chave é selecionar os casos que estão avançados. Esses casos devem ser encaminhados para um profissional experiente para tratamento.

> **"OS CASOS PRINCIPAIS REQUEREM PACIENTES PRINCIPAIS":** um caso que pode ser clinicamente ideal pode acabar por não o ser devido a considerações físicas e emocionais do doente. Qualquer condição que comprometa o metabolismo ou a cicatrização é

motivo de preocupação. Exemplos de possíveis contra-indicações que requerem consulta com um médico incluem diabetes não controlada, existência de uma doença maligna ativa, história recente de quimioterapia ou radioterapia, qualquer doença de imunodeficiência, doença cardiovascular, osteoporose, doença hepática, certas discrasias sanguíneas[3] 2 e, em geral, quaisquer outras condições que contra-indiquem a cirurgia oral. Um doente com uma apresentação de caso convencional e um estado de saúde razoavelmente bom pode, ainda assim, não ser considerado como vapor principal devido a práticas de saúde pessoais prejudiciais, tais como o tabagismo intenso[33,34] , o abuso de álcool ou drogas, uma dieta pobre, stress elevado, bruxismo compressivo ou uma higiene oral deficiente[35] . Para além das considerações físicas, o profissional deve avaliar a aptidão mental do doente[36] . A maioria dos profissionais de implantes de longa data já tratou pelo menos um doente com implantes saudáveis e totalmente funcionais que solicita a remoção dos implantes sem qualquer outra razão que não seja o facto de o doente ter de os "tirar". Estes tipos de pacientes devem ser identificados através de um rastreio prévio e evitados.

"OS CASOS PRINCIPAIS SÃO PREVENTIVOS": A restauração com uma ponte fixa que utiliza o suporte adicional do pilar fornecido pelos implantes dentários é medicina dentária preventiva[37] , porque ajuda a travar a perda em série de dentes naturais associada às próteses parciais removíveis[38] . Um dente natural que é apertado para suportar uma prótese parcial removível pode ser sujeito a uma força superior àquela que a natureza o concebeu para suportar. Outras razões pelas quais as próteses parciais removíveis podem levar à perda de dentes naturais incluem a preparação inadequada dos dentes, a falta de planos de guia e o mau desenho e/ou localização dos grampos. O tratamento com uma ponte fixa suportada total ou parcialmente por pilares adicionais fornecidos pela implantologia dentária pode ajudar a evitar estes problemas, preservando assim os dentes naturais[37] . Além disso, com a utilização de modalidades **endósteas**, a taxa de **reabsorção** do rebordo residual é retardada em comparação com a dos rebordos não implantados, que não funcionam para o fim a que se destinam[39,40] para envolver as raízes dos dentes naturais e absorver as forças funcionais que as atravessam. A reabsorção do rebordo residual é iniciada em comparação com os rebordos não implantados. A redução do osso quase sempre acrescenta anos à aparência do paciente. Em geral, qualquer procedimento que conserve o que a natureza originalmente forneceu - neste caso, a dentição natural e o osso circundante - deve ser favorecido.

> **"OS PRINCIPAIS CASOS DE EDENTULISMO PARCIAL REQUEREM NORMALMENTE PRÓTESES DE CINCO OU MENOS UNIDADES":** Em casos sem implantes, a maioria dos casos de pontes fixas convencionais são de cinco ou menos unidades por várias razões. A maioria dos pacientes da nossa população que são candidatos a dentisteria protética necessitam de pontes pequenas. Idealmente, para um determinado paciente, o tratamento com implantes deve ser efectuado quando a perda de dentes em série está apenas a começar. Os primeiros dentes a serem perdidos são normalmente nas regiões molar e pré-molar, onde as forças de mastigação são 4 vezes maiores do que na região anterior[41] . Se um caso puder ser tratado com implantes nesta fase inicial, poderá ser evitado um tratamento mais extenso no futuro.
Felizmente, se o paciente não for tratado com implantes nesta fase inicial do edentulismo parcial, a utilização de formas radiculares restauradas com uma sobredentadura é uma técnica - permissiva.

> **"OS CASOS A MONTANTE APRESENTAM REBORDOS ALVEOLARES COM DIMENSÕES IDEAIS PARA UM IMPLANTE ADEQUADO":**
A avaliação do osso é fundamental para escolher o sistema de modalidade de implante e a configuração num determinado caso. É importante compreender que, num caso convencional, o comprimento,

a largura e a profundidade do osso disponível têm de ser suficientes para acomodar uma modalidade e configuração de implante adequadas (além disso, a inclinação axial do processo alveolar tem de ser suficientemente próxima da exigida para o pilar do implante, de modo a conseguir um paralelismo protético) e, finalmente, o espaço interoclusal tem de ser aceitável.

> Nos casos mais comuns, utilize as modalidades profissionalmente aceites. Modalidades como formas de raiz, formas de placa/lâmina, implantes subperiosteais, estabilizador endodôntico. Os implantes e os insertos intramucosos são todos profissionalmente aceites.

HISTORIAL MÉDICO

A revisão do historial médico do paciente é a primeira oportunidade para o dentista falar com o paciente. O tempo e a consideração dedicados no início definirão o tom para todo o tratamento seguinte. A primeira impressão pode ser a de um dentista caloroso e atencioso.
As duas categorias básicas de informação abordadas durante a revisão da história clínica incluem a história clínica passada e uma revisão da saúde sistémica do paciente. O consultório dentário utiliza um formulário de avaliação médica para obter a maioria destas informações. É de salientar a utilização de medicação nos últimos 6 meses, as alergias e uma análise dos sistemas do corpo. A fisiopatologia do sistema, o grau de envolvimento e os medicamentos que estão a ser utilizados para tratar as condições são avaliados[42] .

EXAMES EXTRA-ORAIS E INTRA-ORAIS :
Após a revisão da história clínica, inicia-se o exame físico médico. Uma avaliação completa da cabeça e do pescoço é importante no início e em todas as consultas de manutenção preventiva subsequentes. O doente é informado da necessidade de efetuar exames periódicos para detetar quistos e tumores benignos ou malignos.

DOENÇAS SISTÉMICAS[43] :

As doenças sistémicas têm uma vasta gama de efeitos num doente, dependendo da sua gravidade. As condições sistémicas abordadas são as mais frequentemente observadas na prática de implantes.

Uma doença afecta totalmente o hospedeiro com uma intensidade variável. Assim, a diabetes ligeira pode permitir o tratamento com implantes, mas a mesma doença na sua forma grave pode contraindicar a maior parte da terapia com implantes. Por conseguinte, um doente com diabetes ligeira deve ser tratado de forma diferente de um doente com diabetes grave. Uma condição sistémica pode contraindicar uma classe de tratamento, mas um procedimento de implante mais simples pode ainda ser realizado.

Para além da gama de expressão da doença, pode ser administrada a um paciente uma variedade de tratamentos com implantes. Existem 4 níveis de tratamento que vão desde os procedimentos não invasivos com pouco ou nenhum risco de hemorragia gengival até aos mais complicados e invasivos.

Os procedimentos **do TIPO 1** podem ser realizados na maioria dos doentes, independentemente da sua condição sistémica.

Os procedimentos **do TIPO 2** são mais susceptíveis de causar hemorragia gengival devido à invasão bacteriana das estruturas ósseas.

Os procedimentos **do TIPO 3** são procedimentos cirúrgicos que requerem mais técnica e cuidado.

Os procedimentos **do TIPO 4** são procedimentos cirúrgicos avançados com mais hemorragia e maior risco de infeção e complicações pós-operatórias. Pode estabelecer-se uma relação entre a gravidade da doença e o movimento máximo do procedimento de implante dentário.

1. DOENÇAS CARDIOVASCULARES

HIPERTENSÃO :

A hipertensão arterial é responsável por cerca de 40% de todas as doenças orgânicas do coração. Um doente é classificado como hipertenso quando o valor médio após três ou mais medições da tensão arterial efectuadas em três ou mais consultas médicas revela uma tensão arterial sistólica em repouso igual ou superior a 140 mm Hg e/ou uma tensão arterial diastólica média igual ou superior a 90 mm Hg. Aproximadamente 20% da população adulta dos EUA e 40% da população adulta negra são afectados. Uma pessoa de 35 anos com hipertensão não tratada pode ter uma esperança de vida 17 anos mais curta do que a média[44] . Esta doença é tratada com medicamentos, muitos dos quais têm impacto no implante, devido aos seus numerosos efeitos secundários, que incluem hipotensão ortostática, desidratação, sedação, xerostomia e depressão. Os efeitos secundários podem alterar o tratamento ou exigir condições prévias especiais. Por exemplo, a hipotensão ortostática afecta um doente trazido de uma posição supina para uma posição vertical. O doente pode sentir-se tonto ou mesmo desmaiar.

A cadeira dentária deve ser colocada na vertical gradualmente. A xerostomia foi o efeito secundário mais comum. Isto pode levar a infecções frequentes por cândida, aumento das doenças periodontais e peri-implantares, cáries e infecções bacterianas causadas pela perda de proteção da saliva. A xerostomia também diminui o valor de selagem das próteses amovíveis suportadas por tecidos moles e aumenta o risco de abrasões e pontos sensíveis. O tratamento sugerido inclui substitutos salivares, estimulantes salivares, copos de água frequentes ao longo do dia, controlo rigoroso da dieta para diminuir a cariogenecidade, o stress psicológico e o stress dentário - locativo.

2. ENFARTE DO MIOCÁRDIO :

O enfarte do miocárdio é uma isquemia prolongada ou falta de oxigénio que causa lesões no coração. Aproximadamente 1,3% dos doentes com mais de 30 anos e 10% dos doentes com 40 anos ou mais indicam um historial de enfarte anterior[45] . O implantodontista trata principalmente doentes deste grupo etário e, por isso, vê muitos destes doentes. Os doentes têm normalmente uma dor torácica grave na zona subesternal ou pericárdica esquerda durante um episódio de enfarte. Pode irradiar para o braço esquerdo ou para a mandíbula. A dor é semelhante à angina de peito, mas mais grave. Cianose, suores frios, fraqueza, náuseas ou vómitos e pulsação irregular e aumentada são sinais e sintomas de enfarte do miocárdio.

As complicações do enfarte do miocárdio incluem arritmias e insuficiência cardíaca congestiva. Quanto maior for a área isquémica, maior é o risco de insuficiência cardíaca ou de arritmias potencialmente fatais. É comum a ocorrência de elevadas taxas de morbilidade e morte mesmo com uma simples cirurgia electiva. Aproximadamente 18% a 20% dos pacientes com história recente de IM terão complicações de IM recorrente, com uma alta taxa de mortalidade de 40% a 70%[46] . Se a cirurgia for efectuada nos 3 meses seguintes ao enfarte, o risco de novo enfarte é de 30%, se for efectuada nos 3-6 meses seguintes e evitar o consumo de tabaco e álcool. Os bloqueadores dos canais de cálcio são utilizados para tratar a hipertensão ou a insuficiência cardíaca congestiva, que podem causar hiperplasia gengival à volta dos dentes ou implantes.

3. ANGINA DE PEITO :
A angina de peito, ou dor no peito ou cãibra do músculo cardíaco, é uma forma de doença coronária em que, ocasionalmente, o miocárdio necessita de mais sangue carregado de oxigénio do que aquele que recebe. A necessidade transitória de oxigénio do miocárdio excede a oferta. É uma expressão sintomática de isquemia miocárdica temporária. O sintoma clássico de dor retroesternal desenvolve-se

frequentemente durante o stress ou esforço físico, irradia para os ombros, braço esquerdo ou mandíbula, ou braço direito, pescoço, palato e língua. A nitroglicerina sublingual é benéfica. Os factores de risco para a angina de peito são o tabagismo, a hipertensão, o colesterol elevado, a obesidade e a diabetes.

Se um doente relata uma história de angina, a gravidade da doença é avaliada pelo último ataque, alteração na frequência, frequência e gravidade dos ataques e pelos medicamentos prescritos. A maior preocupação para o implantodontista é a precipitação e/ou gestão do ataque de angina Os factores precipitantes são o esforço, o frio, o calor, as grandes refeições, a humidade é de 15%. Após 12 meses, a incidência de enfarte recorrente estabiliza-se em cerca de 5%.

4. INSUFICIÊNCIA CARDÍACA CONGESTIVA :

A ICC é uma doença cardíaca crónica em que o coração falha como bomba. O coração bombeia cerca de 2.000 litros de sangue por dia para os outros órgãos e tecidos do corpo. Coordena a função de duas bombas em simultâneo - o lado esquerdo, o mais comprido dos dois lados, empurra o sangue para fora do corpo e o lado direito envia o sangue para o nódulo para oxigenação.

Quando o coração é danificado, o sangue começa a acumular-se nos pulmões ou no corpo. O coração tentará compensar aumentando a taxa de contração e esticando o músculo para acomodar um grande volume de sangue para se contrair com uma força maior e ejetar mais sangue.

Ambos os meios mantêm as necessidades circulatórias a curto prazo, mas têm um preço a longo prazo. O sangue circula menos porque, ao bater mais depressa, o coração tem menos tempo para recarregar, ao mesmo tempo que o esforço extra aumenta a necessidade de oxigénio do músculo cardíaco. Quando esta necessidade não é satisfeita, os ritmos cardíacos podem tornar-se perigosamente anormais e conduzir à morte.

5. ENDOCARDITE BACTERIANA SUBAGUDA :

É uma infeção dos valores cardíacos nas superfícies endoteliais do coração. É o resultado do crescimento de bactérias nas superfícies cardíacas danificadas/alteradas. Os microrganismos mais frequentemente associados à endocardite após tratamento dentário são os estreptococos viridans. A doença é grave, com uma taxa de mortalidade de cerca de 10%. Os procedimentos dentários que provocam bacteriémia transitória são uma das principais causas de endocardite bacteriana. Consequentemente, o implantodontista deve identificar o doente em risco e implementar procedimentos profilácticos. A recorrência da endocardite num doente com antecedentes é elevada. O risco de uma segunda infeção é de 10% por ano. Quando ocorre a segunda infeção, o fator de risco aumenta para 25%. O risco de endocardite bacteriana aumenta com a quantidade de traumatismo dos tecidos moles intra-orais.

No entanto, se a destartarização e o planeamento radicular forem realizados antes da cirurgia subsequente dos tecidos moles, o risco de endocardite é bastante reduzido.

AVALIAÇÃO MÉDICA E HISTORIAL MÉDICO

Uma vez que a cabeça, o pescoço e a região maxilofacial constituem parte integrante do mecanismo humano, não existem meios para avaliar estas estruturas sem uma análise dos aspectos médicos de cada potencial candidato. Deve ser entregue ao potencial candidato um questionário de saúde. As áreas que devem ser objeto de atenção primária são as seguintes

1. Sistema cardiovascular:

Estes indivíduos que têm uma história passada de doença cardíaca, angina, enfarte do miocárdio ou várias arritmias estão sujeitos a episódios recorrentes quando colocados numa situação de stress, mesmo a colocação de um único implante pode criar stress suficiente para iniciar um compromisso da função cardiovascular. Muitas das anomalias cardiovasculares que se manifestam atualmente, como os defeitos vasculares na doença arterial coronária, são passíveis de correção cirúrgica. Muitos destes doentes são então susceptíveis a infecções, complicações do local do enxerto ou ambas. A doença cardíaca reumática e o prolapso intra-valvular são categorias às quais o médico deve prestar especial atenção. Deve ponderar cuidadosamente a utilização profiláctica de antibióticos e consultar o médico responsável pelo caso.

2. Doenças do trato gastrointestinal:

Estados como estômago nervoso com vómitos, hiper-secreção, xerostomia, hiperacidez contribuem para alterações no PH da saliva, o que interfere com a cicatrização das membranas mucosas; várias úlceras do TGI são, por vezes, indicativas de tensões e tensões da vida paterna. Este facto pode ser revelador para o tratamento global, uma vez que este indivíduo pode manifestar estes estados emocionais sob a forma de brusquidão, cerramento ou vários hábitos linguais, que por sua vez podem contribuir para a aplicação de forças excêntricas no implante e levar à falha do pescoço do pilar, devendo ser alertado para esta possibilidade, uma vez que podem ser necessárias correcções cirúrgicas subsequentes.

3. Doenças do sistema endócrino :

As glândulas endócrinas do corpo são responsáveis por inúmeras funções relacionadas com o crescimento, o desenvolvimento sexual, o metabolismo e a reprodução. As glândulas paratiróides são responsáveis principalmente pelo metabolismo do cálcio e do fósforo no organismo. Noventa e nove por cento do cálcio corporal encontra-se na matriz orgânica dos ossos e dos dentes. O cálcio é essencial para numerosas funções do organismo. A formação de ossos e dentes, bem como a necessidade do mineral na coagulação do sangue, estão entre as acções mais importantes do cálcio. Por conseguinte, qualquer atividade anormal do cálcio no corpo requer uma análise completa antes da colocação de implantes dentários. Os distúrbios alimentares, como a anorexia e a bulimia, foram reconhecidos como sendo prejudiciais para as estruturas orais. O doente deve ser cuidadosamente avisado antes da terapia com implantes. Para além disso, recomenda-se vivamente a consulta da equipa de profissionais de tratamento.

4. Doenças dos rins e do trato urinário :

Os rins são responsáveis pela composição química do sangue. Excretam os produtos residuais do metabolismo das proteínas. Doenças como a nefrite, a glomerulonefrite, as infecções crónicas do trato urinário e os tumores renais provocam perturbações da função renal normal e, por conseguinte, uma alteração da composição normal do sangue que deve ser procurada antes do procedimento de implante.

5. Doença do sistema nervoso :

Os epilépticos estão sujeitos a perturbações convulsivas seguidas de estados de inconsciência. As forças que podem ser exercidas durante estas convulsões podem ser traumáticas para os implantes. Para além disso, muitos destes doentes são tratados com fenitoína sódica (dilantina), um anticonsultor. Um dos efeitos da fenitoína sódica é a hipertrofia gengival, que ocorre apenas na presença de dentes. O doente epilético com implantes pode estar sujeito a hipertrofia gengival, o que pode aumentar as complicações ou faturação relacionadas com a doença pré-existente.

6. Doenças do sangue :

O doente com anemia deve ser tratado com cuidado, pois mesmo uma intervenção cirúrgica electiva pode provocar uma queda súbita da contagem sanguínea. Um aumento acentuado de leucócitos e hiperplasia dos tecidos que formam os glóbulos brancos - leucemia. Qualquer forma de leucemia aguda contra-indica os implantes dentários. A hemofilia é encontrada apenas em homens e é caracterizada por uma deficiência do fator VIII do plasma. Estes doentes têm hemorragias prolongadas após o mais pequeno traumatismo ou procedimento cirúrgico. Normalmente, estes doentes não são considerados para implantes dentários, a menos que seja instituída uma terapia profiláctica adequada. Os doentes com entidades patológicas conhecidas como pupuras, caracterizadas por hemorragia na pele e nas membranas mucosas, não devem ser considerados para implantes dentários. Os doentes que tomam anticoagulantes são maus candidatos a implantes, uma vez que ambos os medicamentos causam hemorragia.

7. Doenças da pele e das mucosas :

Estados patológicos como o líquen plano, o eritema multiforme, o lúpus aritematoso e o pênfigo afectam as membranas mucosas e a pele. Este grupo de doenças também foi classificado como defeitos epiteliais, do colagénio e do tecido conjuntivo. Este grupo é pouco adequado para a restauração de implantes, uma vez que o mecanismo de cicatrização fisiológica é afetado.

8. Doença maligna :

Muitos doentes com patologia maligna são tratados por radioterapia, antimetabolitos. Estes doentes sofrem uma alteração do processo fisiológico normal da membrana mucosa e do osso. O fornecimento vascular é afetado. Quando é colocado um implante, a interrupção adicional dos tecidos pode ser suficiente para causar uma maior diminuição do fornecimento vascular, resultando numa falha. Os agentes quimioterapêuticos afectam gravemente a composição fisiológica global do corpo, com a consequente diminuição da sua capacidade de se proteger contra infecções.

9. Diabetes mellitus:

Está relacionada com uma insuficiência absoluta ou relativa de insulina. É uma das doenças metabólicas mais comuns e a principal causa de cegueira nos adultos. Como o implantodontista trata pacientes com mais de 40 anos, mais de 5% dos pacientes terão diabetes. Para além disso, estima-se que metade dos doentes diabéticos não estão diagnosticados. Os principais sintomas da diabetes são a poliúria, a polidispsia, a polifagia e a perda de peso. Com a deficiência de insulina, a glicose permanece na corrente sanguínea e aumenta o nível de glicose no sangue. Os diabéticos são propensos a desenvolver infecções e complicações vasculares. A função de cicatrização é afetada por uma função vascular deficiente, quimiotaxia, função neutrofílica deficiente e um meio anaeróbico. O metabolismo das proteínas está diminuído e a cicatrização dos tecidos moles e duros é retardada. A regeneração nervosa é alterada e a angiogénese é prejudicada. A implantologia dentária não está contra-indicada na maioria dos doentes diabéticos, no entanto, os cuidados médicos devem ser tão controlados quanto possível, devendo ser colocadas questões específicas durante a revisão da história clínica para avaliar o nível de controlo alcançado.

10. distúrbios da tiroide

Problema mais comum que afecta aproximadamente 1% da população em geral, principalmente as mulheres. Uma vez que a grande maioria dos pacientes da implantologia dentária são mulheres, observa-se uma prevalência ligeiramente superior desta doença na prática da implantologia dentária. A principal função da glândula tiroide é a produção da hormona tiroxina. A tiroxina é responsável pela regulação do metabolismo dos hidratos de carbono, das proteínas e dos lípidos. Além disso, a hormona potencia a ação de outras hormonas, como as catecolominas e as hormonas do crescimento. As anomalias da hipófise anterior sobre a tiroide podem provocar perturbações na produção de tiroxina. Uma produção excessiva de tiroxina resulta em hipertiroidismo. Estes doentes são essencialmente sensíveis às catecolaminas, como a epinefrina no AL e nos cordões de retração gengival. Quando a exposição às catecolaminas é associada a stress e danos nos tecidos, pode ocorrer uma exacerbação dos sintomas de hipertiroidismo. O resultado é designado por "tempestade da tiroide". O resultado é uma temperatura muito elevada, alterações do SNC, como agitação e psicose, e um risco elevado de arritmias potencialmente fatais e de insuficiência cardíaca congestiva.

11. Gravidez :

Os procedimentos de cirurgia de implantes são contra-indicados para a paciente grávida. Não é apenas a mãe que é da responsabilidade do dentista, mas também o feto. As radiografias ou os medicamentos que podem ser necessários para a terapia com implantes e o aumento do stress são razões pelas quais o procedimento cirúrgico de implantes eletivo deve ser adiado para depois do nascimento da criança. No entanto, após a cirurgia de implantes, a paciente pode engravidar enquanto aguarda os procedimentos de restauração, especialmente porque as modalidades podem exigir uma fase de cicatrização de 3 meses a um ano. A doença periodontal é frequentemente exacerbada durante a gravidez. Todos os cuidados dentários electivos, com exceção da profilaxia dentária, devem ser adiados até depois do nascimento. As únicas excepções a esta regra são o controlo de cáries em procedimentos dentários de emergência. Nestes casos, deve obter autorização médica para todos os medicamentos, incluindo anestésicos, analgésicos e antibióticos. Normalmente, são aprovados a lidocaína, a penicilina e a eritromicina. A aspirina, os vasoconstritores (epinefrina) e os medicamentos que causam depressão respiratória estão geralmente contra-indicados. O Valium (diazepam), o óxido nitroso e a tetraciclina são quase sempre contra-indicados.

12. Doenças hematológicas :

Perturbações eritrocíticas :
Num doente saudável, circulam 4-6 milhões de glóbulos vermelhos por ml de sangue. Os glóbulos vermelhos constituem a maior parte dos elementos formados no sangue. Existem duas categorias principais de distúrbios eritrocitários: policitemia (aumento do número de eritrócitos) e anemia (diminuição da hemoglobina).

> **Policitemia :**
É uma doença crónica bastante rara, caracterizada por aumento do baço, hemorragias e trombose das veias periféricas. A morte ocorre geralmente num período de 6 a 10 anos e os procedimentos complicados de implante ou reconstrução são geralmente contra-indicados.

> **Anemia :**
O distúrbio hematológico mais comum. A anemia não é uma entidade patológica, mas sim um complexo de sintomas que resulta de uma diminuição da produção de eritrócitos, de um aumento da sua taxa de destruição ou de uma deficiência de ferro.

É definida como uma redução da capacidade de transporte de oxigénio do sangue e resulta de uma diminuição do número de eritrócitos ou da anomalia da hemoglobina, sendo comum a deficiência de ferro e a insuficiência relativa da medula óssea.

Os sinais orais da anemia afectam a língua; os sintomas incluem uma língua dorida, dolorosa e lisa, menos papilas, vermelhidão e perda da sensação gustativa e parestesia dos tecidos orais.

> Complicações da anemia:
As complicações no doente com implantes podem afetar o prognóstico a curto e a longo prazo. A maturação e o desenvolvimento ósseo são frequentemente prejudicados no doente anémico a longo prazo. Pode até aparecer radiograficamente um padrão trabecular ósseo fraco e grande, o que indica uma redução de 25% a 40% no padrão trabecular. Por conseguinte, o carácter do osso necessário para suportar o implante pode ser significativamente afetado. A diminuição da densidade óssea afecta a colocação inicial e pode influenciar a quantidade inicial de osso lamelar maduro que se forma na interface de um implante osteointegrado. O tempo necessário para uma formação adequada da interface é mais longo num osso de baixa densidade.

A hemorragia anormal é também uma complicação comum da anemia, durante uma cirurgia extensa. Pode encontrar uma diminuição da visão devido à hemorragia ou dificuldade nas impressões ósseas para implantes subperiosteais. O aumento do edema e o subsequente aumento do desconforto pós-cirúrgico são consequências comuns. Os doentes anémicos não são apenas propensos a uma infeção mais imediata da cirurgia.

São também mais sensíveis a infecções crónicas ao longo da sua vida. Isto pode afetar a manutenção a longo prazo do implante proposto ou dos dentes pilares.

Doenças leucocitárias :

Os distúrbios leucocitários são uma consideração importante nas doenças hematológicas.

Contagem normal de leucócitos - 5000 - 10000 / mm 3 é um adulto.

A leucocitose é um aumento dos leucócitos circulantes superior a 10 000 / mm^3 .

Leucopenia é uma redução do número de leucócitos circulantes para menos de 5000 / mm3. Uma diminuição da contagem de leucócitos pode acompanhar certas infecções, lesões da medula óssea, deficiências nutricionais e doenças do sangue.

Potenciais candidatos a implantes com leucocitose ou leucopenia, muitas complicações podem comprometer o sucesso da prótese sobre implantes. A mais comum é a infeção, não só durante a fase inicial de cicatrização, mas também a longo prazo. O atraso na cicatrização é também uma consequência dos distúrbios dos leucócitos. Para a maioria dos procedimentos de implantes, os primeiros meses são críticos para o sucesso a longo prazo. O atraso na cicatrização pode aumentar o risco de infeção secundária.

A maioria dos procedimentos de implantes orais está contra-indicada para os doentes com leucemia aguda ou crónica. A leucemia aguda é uma doença inevitavelmente fatal. Estes doentes sofrem de complicações orais graves após a quimioterapia.

Os doentes com leucemia crónica apresentam anemia e trombocitopenia. Embora a infeção seja menos grave do que na leucemia aguda, nestes doentes desenvolvem-se lesões radiolúcidas dos maxilares, ulcerações orais, gengiva hiperplásica e complicações hemorrágicas.

As modificações no planeamento do tratamento devem ser orientadas para uma abordagem conservadora quando se trata de perturbações dos leucócitos. Se a doença for temporária, como uma infeção aguda, os procedimentos cirúrgicos devem ser adiados até que a infeção tenha sido controlada e o doente tenha regressado a uma condição normal.

13. Disfunção hepática (cirrose):

A cirrose é a terceira principal causa de morte em homens jovens com idades compreendidas entre os 35 e os 54 anos. Ocorre como resultado de uma lesão no fígado com a consequente perda de células hepáticas e cicatrização progressiva. A principal causa é a doença hepática alcoólica.

Duas das funções mais importantes para o implantodontista são a síntese de factores de coagulação e a capacidade de desintoxicação de fármacos. Os defeitos hemostáticos da doença hepática não são apenas a síntese reduzida de factores de coagulação, mas também a síntese anormal da atividade fibrinolítica e os defeitos quantitativos e qualitativos das plaquetas. A incapacidade de desintoxicar os medicamentos pode resultar em sedação excessiva ou depressão respiratória.

14. Doenças ósseas:

As doenças do sistema esquelético e especificamente dos maxilares influenciam frequentemente as decisões relativas ao tratamento no domínio dos implantes orais. O osso e o metabolismo do cálcio estão diretamente relacionados. O equilíbrio do cálcio é decidido pelo metabolismo do cálcio no corpo, o que afecta os ossos. O osso alveolar responde aos agentes activos ósseos sistémicos[47].

Osteoporose :

A doença mais comum do metabolismo ósseo com que o implantodontista se depara é a osteoporose, uma doença relacionada com a idade, caracterizada por uma diminuição da massa óssea, aumento da deterioração micro arquitetónica e suscetibilidade a fracturas.

As alterações osteoporóticas nos maxilares são semelhantes às de outros ossos do corpo. A estrutura do osso é normal, no entanto, devido ao desacoplamento do processo de reabsorção/formação óssea, as placas corticais tornam-se mais finas, a camada trabecular mais discreta e ocorre uma desmineralização avançada.

Embora a osteoporose seja um fator significativo para o volume e densidade óssea, não é uma contraindicação para implantes dentários. A densidade óssea afecta o plano de tratamento, a abordagem cirúrgica, a duração da cicatrização e a necessidade de carga progressiva. Os desenhos dos implantes devem ser mais largos e revestidos com hidroxiapatite para aumentar o contacto e a densidade óssea. A estimulação óssea aumentará a densidade óssea, mesmo em alterações osteoporóticas avançadas.

Distúrbios da vitamina D:

A carência de vitamina D no adulto conduz à osteomalácia. A vitamina D aumenta a absorção de cálcio e de fosfato pelo intestino e a reabsorção renal. A principal causa de osteomalácia é a deficiência de vitamina D na dieta ou a falta de exposição à luz solar. Foi relatada uma diminuição do osso trabecular, uma lâmina dura indistinta e um aumento da doença periodontal crónica. Uma vez identificada a doença, esta pode ser tratada e os implantes não estão contra-indicados, embora o tratamento seja semelhante ao do doente osteoporático.

Displasia fibrosa:

É uma doença em que o tecido conjuntivo fibroso substitui áreas de osso normal. A implantologia dentária está contra-indicada nas regiões com esta desordem. A falta de osso e o aumento do tecido fibroso diminuem a fixação rígida do implante e é mais suscetível a processos de infeção local. Essas infecções locais podem se espalhar pelo osso e resultar em complicações mais avançadas. A excisão das áreas de displasia fibrosa é normalmente a opção de tratamento. Quando a condição for convertida a longo prazo, a área pode receber um implante.

Ostitis Deformans : (Doença de Paget)

É uma doença óssea crónica de progressão lenta. Osteoblastos e osteoclastos estão envolvidos nesta doença, mas a atividade osteoclástica é predominante. É frequente a palpação de aumentos ósseos. As fracturas espontâneas são relativamente comuns porque o aumento da vascularização óssea é significativo. Não existe um tratamento específico para a doença de Paget e os implantes estão contra-indicados nas regiões afectadas por esta doença.

15. Tabaco

A associação definitiva entre o tabagismo e os piores níveis de saúde periodontal já foi estabelecida. De facto, todo o septo estomatognático sofre o efeito dos produtos derivados do tabaco. O fumo do tabaco diminui a atividade das PMNS, resultando numa menor motilidade, numa menor taxa de migração quimiotáctica e numa menor atividade fagocítica. Estas condições contribuem para uma diminuição da resistência à inflamação, à infeção e para um potencial de cicatrização de feridas prejudicado. **IJOMI Vol 17, No. 2, 2002 Revisão de arte por PhilipB Sugerman Michael T Barker.**

De acordo com muitos estudos, o tabagismo interfere com a osteointegração e acelera a reabsorção óssea à volta dos implantes dentários. A cessação do tabagismo durante a fase de cicatrização após a cirurgia de implantes melhorou a sobrevivência dos implantes. É agora claro que os fumadores correm um maior risco de periimplantite. Nesta situação, uma prótese convencional ou uma prótese parcial fixa pode ser preferida aos implantes endósseos para os pacientes que continuam a fumar.

<u>SINAIS VITALÍCIOS</u>

O registo dos sinais vitais (pressão arterial, pulso, temperatura, respiração, peso e altura) também faz parte do exame físico. O pessoal auxiliar dentário com formação pode frequentemente recolher estas informações antes de o historial do paciente ser registado pelo dentista.

Tensão arterial :

Aproximadamente 10% dos consultórios dentários registam a tensão arterial do doente[48] . Isto é útil para o implantodontista, uma vez que são frequentemente necessários procedimentos cirúrgicos e protéticos longos. O esfigmomanómetro é utilizado para medir a pressão arterial. A hipertensão é a elevação anormal da pressão arterial sistólica e/ou diastólica em repouso.

Pulso :

Este procedimento simples dá-lhe muita informação sobre o doente. O pulso representa a força do sangue contra as paredes da aorta após cada contração do ventrículo esquerdo. A onda de pulso viaja através das artérias e chega ao pulso 0,1-0,2 segundos após cada contração. É conveniente utilizar a artéria radial ou a artéria carótida ou a artéria temporal.

Frequência de pulso :

A frequência normal do pulso varia de 60 a 90 batimentos por minuto num doente relaxado e não ansioso. Os batimentos são fortes e regulares. O limite superior do normal é considerado 100 batimentos por minuto; as pessoas em excelente condição física podem ter uma frequência de pulso de 40 a 60 batimentos por minuto. Uma frequência de pulso inferior a 60 batimentos por minuto ou superior a 110 batimentos por minuto num não atleta é suspeita e justifica uma consulta médica.

Uma frequência de pulso diminuída do ritmo normal (< 60 batimentos/min) indica bradicardia sinusal. É natural em alguns doentes e pode chegar aos 40 batimentos/minuto, embora a maioria dos doentes fique inconsciente abaixo desta taxa. Durante a cirurgia de implante, uma bradicardia inadequada pode indicar morte súbita iminente. Se a frequência de pulso do doente diminuir para menos de 60 batimentos/min e for acompanhada de suores, fraqueza, dores no peito ou dispneia, o procedimento de implante deve ser interrompido, deve ser administrado oxigénio e deve ser obtida assistência médica imediata.

Um aumento da frequência de pulso de ritmo regular (mais de 100 betas / min) é designado por taquicardia sinusal. Esta frequência é normal se a sentir durante o exercício ou ansiedade. No entanto, em doentes com anemia ou hemorragia grave, a frequência cardíaca aumenta para compensar a falta de oxigénio nos tecidos. Se a visão ficar turva durante a cirurgia devido a uma hemorragia, avalie a frequência do pulso e a tensão arterial. Quando elevados, observa-se imediatamente um aumento da hemorragia. A frequência de pulso e a temperatura também estão relacionadas, a frequência de pulso aumenta 5 batimentos / min por cada grau à medida que a temperatura corporal aumenta. Todas estas condições afectam a cirurgia ou podem aumentar o inchaço pós-operatório. O aumento do inchaço favorece a ocorrência de infecções e complicações durante as primeiras semanas críticas após a colocação do implante. Isto pode comprometer os anos subsequentes de serviço do implante para o paciente.

Ritmo de pulso :
São necessários dois tipos de ritmo de pulso anormal: regular e irregular. Um ritmo de pulso anormal irregular inclui contracções ventriculares prematuras (PVC's), que são notadas como uma pausa distinta num ritmo normal. Esta condição pode estar associada a fadiga, stress ou consumo excessivo de tabaco ou café, mas também é observada durante um enfarte do miocárdio. Se, durante a cirurgia de implante, forem registadas cinco ou mais extrassístoles ventriculares no espaço de 1 minuto, especialmente quando acompanhadas de dispneia ou dor, a cirurgia deve ser interrompida, deve ser administrado oxigénio, o doente deve ser colocado em posição supina e deve ser obtida assistência médica imediata. A morte súbita em pessoas com mais de 30 anos com PVC é 6 vezes mais frequente do que em pessoas mais jovens[47] .

Temperatura :

O termómetro, inventado por Galileu, foi utilizado clinicamente pela primeira vez por Santorio de Pádua no século XVII[49] . A temperatura corporal normal varia entre $96,8^0$ e $99,4^0$ F num indivíduo saudável. A causa habitual da temperatura corporal elevada é a infeção bacteriana e os seus subprodutos tóxicos. A causa da febre pode complicar a fase de cicatrização pós-cirúrgica. Além disso, como a temperatura elevada aumenta a pulsação do doente, os riscos de hemorragia, edema, infeção e desconforto pós-operatório são maiores.

Respiração :

A frequência respiratória normal no adulto varia entre 16 a 20 respirações por minuto e é regular em frequência e ritmo. Uma frequência respiratória superior a 20 respirações/minuto requer investigação. A ansiedade pode aumentar esta frequência, caso em que deve recorrer a sedativos ou protocolos de redução de stress. Outras causas de aumento da frequência respiratória são a anemia grave, a doença broncopulmonar avançada e a insuficiência cardíaca congestiva, que podem afetar o procedimento cirúrgico e/ou a resposta cicatricial do candidato a implante.

HISTÓRIA DENTAL

A história dentária é uma parte importante na avaliação do tratamento com implantes. No historial dentário, as datas das extracções devem ser verificadas para determinar se foram realizadas dentro do período mínimo de seis meses, o que pode constituir uma contraindicação relativa. Além disso, determine os motivos das extracções anteriores. A história dentária inclui informações recolhidas durante o exame oral. Avalie o estado dos tecidos moles relativamente à saúde do periodonto, patologia, localização da mucosa alveolar e anexa e redundâncias. Avalie o estado dos restantes dentes quanto à posição relativa das cáries, mobilidade, placa bacteriana, índice e presença de cálculo. Avalie as áreas edêntulas quanto a rebaixos, patologia e tamanho e forma do osso residual. Avalie a oclusão atual quanto a interferências, desgaste oclusal, prematuridade, sensibilidade muscular associada, amplitude limitada do movimento mandibular e avalie a existência de perturbações temporomandibulares. Avalie os hábitos parafuncionais, como o bruxismo, que podem ter efeitos prejudiciais a longo prazo.

Os tecidos duros e moles devem ser avaliados tanto em termos de qualidade como de quantidade. As radiografias devem ser avaliadas em conjunto com esta parte do exame clínico para garantir a ausência de patologia óssea. A cicatrização completa dos defeitos pós-extração deve também ser verificada pela ausência de defeitos pós-extração ou de fantasmas na radiografia. Deve ser verificada a presença de um bom padrão trabecular. A presença de toros deve ser registada e o tratamento planeado para modificação, remoção ou ambos. Os tecidos moles, especialmente na área pretendida para a implantação, devem ser avaliados quanto à presença de frénulo desfavorável ou ligações musculares, presença de doença ou presença de gengiva aderente. Se não houver igualdade ou quantidade suficiente de tecido queratinizado nestes locais críticos, o plano de tratamento deve ser modificado para incluir um procedimento de enxerto satisfatório para retificar a situação.

EXAME ORAL

Um exame oral completo deve incluir a avaliação das condições dos tecidos moles, da higiene oral e da saúde periodontal. As estruturas associadas devem ser verificadas, especialmente em doentes com reabsorção óssea grave, e deve ter em atenção a posição dos forames mentais e dos feixes neurovasculares, que podem ser palpáveis. As informações recolhidas durante o exame oral, a história dentária e a história clínica ajudam a determinar o potencial de sucesso do tratamento. As doenças sistémicas e outras devem ser tratadas antes de qualquer procedimento de implante.

Os pacientes com dentição natural presente devem ter um plano de tratamento que inclua a gestão periodontal, bem como o tratamento protético para a dentição remanescente com o plano de reabilitação oral. Do ponto de vista periodontal, devem ser tratados os problemas de gestão da gengiva anexa. Se existirem problemas periodontais adjacentes ao local proposto para a instalação do acessório, os problemas devem ser tratados e os dentes sem esperança devem ser extraídos antes da cirurgia de implante.

Modelos de estudo:

O estudo, a transferência do arco facial e o registo oclusal são essenciais para o planeamento do tratamento. Os modelos de estudo são importantes para estudar a dentição remanescente e o osso residual, e para analisar a relação maxilo-mandibular. Os modelos de estudo montados podem ser úteis para o cirurgião, uma vez que permitem estimar a colocação de acessórios. Na situação de classe de ângulo II ou III, o acessório é inclinado na direção dos dentes maxilares ou da crista residual, o que ajuda a evitar problemas protéticos ao fabricar a prótese para uma estética e função adequadas.

Pode ser efectuado um enceramento de diagnóstico nos modelos de estudo ou em modelos de estudo duplicados. Os locais propostos para a instalação de acessórios podem ser verificados nos modelos de estudo quanto ao alinhamento, direção, localização e relação com a dentição restante. Um enceramento de diagnóstico ajuda a determinar a colocação estética dos dentes e potenciais perturbações funcionais da fala. Depois de concluídos os ajustes e o enceramento de diagnóstico, pode fazer um modelo de resina a partir dos moldes de estudo. Além disso, pode ser efectuada uma série fotográfica pré-operatória e pós-operatória completa de séries frontais, de perfil e intra-orais para efeitos de compressão.

LIMITES ANATÓMICOS PARA A COLOCAÇÃO DE FIXAÇÕES

Região anterior do maxilar.

Esta região tem menos qualidade óssea e menor quantidade quando comparada com a região anterior da mandíbula. A quantidade e a qualidade do osso influenciam as taxas de sucesso, sendo que as taxas de sucesso maxilar são mais baixas devido à qualidade do osso. Em muitos doentes existem limitações anatómicas no maxilar. A cavidade nasal e os seios maxilares interferem normalmente com a seleção do local de fixação, especialmente num doente com reabsorção óssea grave.

A reabsorção óssea na maxila continua gradualmente após as extracções dentárias, resultando numa diminuição da altura e da largura. À medida que a altura do osso diminui, o osso remanescente cresce até se aproximar da cavidade nasal, dos seios maxilares e do feixe nervoso do canal incisivo. Quando a reabsorção óssea é grave, a disponibilidade óssea pode ser limitada às áreas da eminência canina, à parede lateral da cavidade nasal e à parede medial do seio maxilar. Esta área pode acomodar fixações mais longas, até 15 mm, quando posicionadas nos lados direito e esquerdo da cavidade nasal. Quando apenas podem ser colocados 2 acessórios, o paciente pode receber um tratamento de sobredentadura.

Com uma quantidade adequada de osso, podem ser colocadas seis fixações para suportar uma prótese totalmente ancorada. A única limitação para a colocação do acessório é a sutura palatina média. Uma fixação nesta área pode criar forças que separam as estruturas ósseas adjacentes e possivelmente causar danos no nervo do canal incisivo e nos vasos sanguíneos associados.

Região posterior do maxilar:

Devido ao padrão de reabsorção, à proximidade dos seios nasais e à qualidade do osso, raramente são colocadas fixações nas áreas dos molares superiores. Nas áreas pré-molares do maxilar, o osso é normalmente espesso e esponjoso. A área dos pré-molares tem normalmente uma altura óssea adequada em comparação com as áreas dos molares e pode acomodar fixações entre as paredes laterais e inferiores dos seios adjacentes. Os doentes edêntulos apresentam um padrão semelhante de reabsorção maxilar, de vestibular para palatina, pelo que a crista residual parece contrair-se palatalmente com a reabsorção contínua. Se um doente apresentar uma abóbada palatina profunda e alguma reabsorção, a altura óssea restante pode ser adequada. Cria a aparência de ossos maxilares achatados. A combinação de reabsorção óssea grave e uma abóbada palatina baixa cria uma situação difícil para os procedimentos de implantes.

Região anterior da mandíbula:

A região anterior da mandíbula, entre os forames mentais, tem normalmente osso adequado para a colocação de 4 a 6 fixações. É necessário um mínimo de 7 mms desde o bordo inferior da mandíbula até à crista da crista nesta região para um comprimento de fixação adequado. Normalmente, o canal mandibular estende-se cinco milímetros antes do forame mental dentro do corpo da mandíbula. O trajeto do feixe nervoso pode curvar-se de forma invulgar e posterior para sair perto do ápice do segundo pré-molar. Danos no feixe do nervo alveolar inferior e da artéria, que sai como nervo mental, resultam em parestesia. O forame mental pode ser detectado por análise radiográfica, mas a sua localização e tamanho não se alteram com a idade e a reabsorção, pelo que a dissecção é essencial durante a cirurgia. Em pacientes com reabsorção severa, a posição do forame mental pode estar localizada no topo do rebordo alveolar residual. Ocasionalmente, não é encontrado nenhum forame, mas o nervo está localizado no tecido mole acima do osso. Os pacientes edêntulos apresentam um padrão de reabsorção semelhante na mandíbula, da face para a lingual, com uma diminuição da altura. Após anos de reabsorção mandibular contínua, os acessórios podem ainda ser colocados diretamente no osso cervical sólido.

Região posterior da mandíbula :
A instalação de características nesta região pode dever-se à presença do canal alveolar inferior. Para garantir a segurança, deve haver um espaço mínimo de 1 mm entre o ápice do fixador e o canal alveolar inferior. O canal tem um diâmetro de aproximadamente 2 ou 3 milímetros e o seu trajeto pode curvar-se ligeiramente. O canal estende-se do ramo para o corpo da mandíbula num ângulo de 150 graus para a frente e para baixo. O canal curva-se então anteriormente e fica aproximadamente 6 mm abaixo do ápice do segundo molar, atravessando um terço do corpo da mandíbula. O trajeto final continua e curva-se entre a área do 1st e do 2nd pré-molar, abrindo abaixo do ápice do 2nd pré-molar como o forame mental.

O padrão de reabsorção óssea é quase o mesmo tanto no lado vestibular como no lingual, de tal forma que a crista óssea alveolar não parece mudar na direção vestibular ou lingual. No entanto, o padrão de reabsorção na região da crista pode criar uma variedade de formas, desde um bordo agudo até ao plano e largo. Quando as estruturas são instaladas numa crista alveolar com forma de aresta viva, remova primeiro a aresta viva com o cortador de osso. Pode ser necessário selecionar uma fixação mais curta após o corte do osso, uma vez que o comprimento original foi selecionado antes do corte do osso. A posição do canal alveolar inferior pode diferir ligeiramente de paciente para paciente, pelo que a instalação do acessório acima do canal é efectuada cuidadosamente para evitar perfurações.

<u>IMAGIOLOGIA E TÉCNICAS DE DIAGNÓSTICO</u>

As imagens e técnicas de diagnóstico ajudam a desenvolver e implementar um plano de tratamento coeso e abrangente para a equipa de implantes e para o paciente. A equipa de implantes envolve os serviços ou a função de vários profissionais e pode incluir

- Dentista de referência
- Técnico de laboratório
- Dentista
- Periodontista
- Cirurgião oral
- Implantologista
- Radiologista
- Higienista

As informações adquiridas a partir da história médica e dentária do paciente, do exame clínico, dos testes laboratoriais, dos moldes de diagnóstico, da análise diagnóstica, das imagens de diagnóstico, etc., desempenham um papel importante no desenvolvimento do plano de tratamento e dos objectivos do paciente.

Objectivos da imagiologia :

Os objectivos do diagnóstico por imagem dependem de uma série de factores, incluindo a quantidade e o tipo de informação necessária e o período de tempo do tratamento efectuado. A decisão de quando realizar a imagem e qual a modalidade de imagem a utilizar depende da integração destes factores e pode ser organizada em três fases.

FASE 1: - "É designada por imagiologia de implantes pré-protéticos"

Envolve todos os exames radiológicos juntamente com o exame radiológico escolhido para ajudar o técnico de implantes a determinar o plano de tratamento final e compressivo do doente

Objectivos: 1) Informações cirúrgicas e protéticas necessárias para determinar a quantidade, qualidade e angulações do osso.

2) A relação das estruturas críticas com os locais de implante previstos

3) Presença ou ausência de doença nos locais de cirurgia propostos.

FASE 2: "É designada por imagiologia de implantes cirúrgica e interventiva" Centra-se na assistência à intervenção cirúrgica e protésica do doente.

Objectivos: - Avaliar os locais de cirurgia durante e imediatamente após a cirurgia, ajudar na posição e orientação ideais dos implantes dentários, avaliar a fase de aquecimento e integração da cirurgia de implantes e assegurar que a posição do pilar e o fabrico da prótese estão correctos.

FASE 3: - "É designada por imagiologia pós-implante protésico"
Começa logo após a colocação da prótese e continua enquanto os implantes permanecerem nos maxilares.

Objectivos: - Avaliar a manutenção a longo prazo da fixação rígida e da função do implante, incluindo e avaliar o implante e avaliar o complexo do implante.

MODALIDADES DE IMAGIOLOGIA
A decisão de efetuar uma imagem depende das necessidades clínicas do doente. A modalidade de imagiologia utilizada fornece as informações de diagnóstico necessárias relacionadas com as necessidades clínicas do doente. A opinião de um radiologista pode ser necessária para modalidades mais complexas. Muitas modalidades de imagiologia têm sido utilizadas para imagiologia de implantes. Algumas modalidades de imagiologia úteis incluem a radiografia periapical, panorâmica, oclusal, cefalométrica e tomográfica, a tomografia computorizada, a ressonância magnética e a tomografia computorizada interactiva.

As três modalidades de imagiologia podem ser descritas como analógicas ou digitais e bidimensionais ou tridimensionais. A maioria dos dentistas está mais familiarizada com as imagens analógicas e bidimensionais.

Modalidades de imagiologia analógica :
Trata-se de um sistema bidimensional que utiliza película de raios X
e/ou ecrãs de intensificação como receptores de imagem.
  Radiografia periapical
  Radiografia panorâmica
  Radiografia oclusal
  Radiografia cefalométrica

Imagem digital bidimensional : Uma matriz de imagem que tem
elementos de imagem individuais chamados fixos descreve-a.
Duplicada pela sua largura, altura e pixéis, as imagens a preto e branco
são reproduzidas de forma óptima.

Digital 3 - Imagem Dimensional :
É descrita por uma matriz de imagem que tem elementos individuais de
imagem / figura chamados voxels. É descrita não só pela sua largura,
altura e pixéis, mas também pela sua profundidade/espessura.
Por exemplo, tomografia computorizada, RM

IMAGIOLOGIA PRÉ-PROSTÉTICA
A fase 1st da modalidade de imagiologia. O objetivo global desta fase
de tratamento é desenvolver e implementar um plano de tratamento para
o paciente que permita a restauração da função e da estética do paciente
através da colocação precisa e estratégica de implantes dentários.
Os objectivos específicos da imagiologia pré-protética são :
1) Identifique a doença
2) Determinar a quantidade de osso
3) Determine a densidade óssea
4) Identifique as estruturas críticas nas regiões dos implantes
propostos.
5) Determine a posição ideal de colocação do implante relativamente
às cargas oclusais.

Radiografia periapical :
São imagens de uma região limitada do alvéolo mandibular ou maxilar

(figura 16). As radiografias periapicais são produzidas colocando a película intraoralmente paralela ao corpo do alvéolo com o raio central do aparelho de raios X perpendicular ao alvéolo na região de interação, produzindo uma vista lateral do alvéolo. A "técnica de paralelização" descrita por McCormack para os dentes em 1920 deve ser utilizada aquando da obtenção de radiografias periapicais[50].

Desvantagens :
Não é fornecida qualquer informação em corte transversal. As radiografias periapicais podem ser afectadas tanto pela distância como pela ampliação
Em termos dos objectivos da imagiologia pré-protética, a radiografia periapical é
1) Uma modalidade útil de alto rendimento para excluir doenças ósseas ou dentárias locais.
2) De valor limitado na determinação da quantidade porque a imagem é ampliada, pode estar distorcida e não representa a terceira dimensão da largura do osso.
3) De valor limitado na determinação da densidade óssea ou da mineralização óssea.
4) De valor na identificação de estruturas críticas, mas de pouca utilidade na descrição da relação espacial entre as estruturas e o local proposto para o implante.

Na frase pré-protética, estas películas são mais frequentemente utilizadas para implantes de um único dente em regiões de largura óssea abundante

Radiografia oclusal :
São radiografias planas produzidas colocando a película intra-oralmente paralela ao plano oclusal. O raio é dirigido perpendicularmente à película para a imagem mandibular (figura 17). O raio é oblíquo ao filme para a imagem maxilar. As radiografias oclusais do maxilar são inerentemente oblíquas e, por isso, distorcidas, pelo que não têm qualquer utilidade quantitativa para a implantologia

dentária. Além disso, são demonstradas estruturas críticas, como os seios maxilares, a cavidade nasal e o canal palatino nasal, mas o local do implante é geralmente o último com esta projeção. Mostra a maior largura do osso, ou seja, em comparação com a largura do resto, que é onde a informação de diagnóstico é mais necessária. O grau de mineralização do osso trabecular não é determinado a partir desta projeção, e a relação espacial entre estruturas críticas, como o canal mandibular e o forame mental, e o local do implante preparado perde-se com esta projeção. Como resultado, as radiografias oclusais raramente são indicadas para as fases pré-protéticas de diagnóstico em implantologia. A largura vestibulolingual da mandíbula representada numa película oclusal é a distância entre os pontos localizados nos limites extremos das placas corticais vestibulares e linguais, mas não necessariamente no plano horizontal.[50]

Radiografias cefalométricas :
Trata-se de radiografias planas orientadas da habilidade. O crânio é orientado em relação ao aparelho de raios X e ao recetor de imagem utilizando um cefalómetro, que fixa fisicamente a posição do crânio com projecções no canal auditivo externo (figura 18).
Esta radiografia demonstra uma imagem em corte transversal do alvéolo da mandíbula e da maxila no plano médio-sagital. A vista em corte transversal do alvéolo demonstra a relação espacial entre a oclusão e a estética com o comprimento, a largura A angulação é mais exacta para a determinação da quantidade de osso, ao contrário das imagens panorâmicas ou periapicais.

Desvantagem: :
Esta técnica não é útil para demonstrar a qualidade do osso e apenas demonstra uma imagem em corte transversal do alvéolo onde os raios centrais do aparelho de raios X são tangentes ao alvéolo.

Radiografia panorâmica: é uma técnica radiográfica tomográfica de plano curvo utilizada para representar o corpo da mandíbula, a maxila e a parte inferior e metade do sucesso maxilar numa única imagem (figura 19). Esta modalidade é provavelmente a modalidade de diagnóstico mais utilizada na imagiologia de implantes, mas não é a mais diagnóstica. Esta técnica radiográfica produz uma imagem de uma secção dos maxilares de espessura e ampliação variáveis. A receção da imagem tem sido tradicionalmente uma película de raios X, mas pode ser uma placa de fósforo de armazenamento digital ou uma receção digital CCD. Lund e Manson-Hing, ao realizarem estudos em numerosas unidades de raios X panorâmicos, concluíram que os objectos à frente e atrás da calha focal ficavam desfocados, ampliados, reduzidos em tamanho ou distorcidos ao ponto de serem irreconhecíveis. Ocorreram ampliações de 50% a 70% na dimensão horizontal e de 10% a 32% no eixo vertical[51] . Os doentes edêntulos com ossos faciais pequenos e estreitos podem necessitar de uma maior redução dos factores de exposição[52] .

As imagens panorâmicas oferecem as seguintes vantagens:
1) Os pontos de referência opostos são facilmente identificados.
2) A altura vertical do osso pode ser avaliada inicialmente
3) O procedimento é efectuado com comodidade, rapidez e rapidez na maioria dos consultórios dentários.
4) Pode ser avaliada a anatomia macroscópica dos maxilares e qualquer achado patológico relacionado.

Desvantagens :
A radiografia panorâmica tradicional é uma técnica de alto rendimento para a demonstração de doenças dentárias e ósseas. No entanto, a radiografia panorâmica
(1) Não demonstra qualidade óssea / mineralização
(2) É enganador em termos quantitativos devido à ampliação e ao facto de a terceira dimensão, a vista em corte transversal, não ser demonstrada.
(3) É de alguma utilidade na demonstração de estruturas críticas, mas de pouca utilidade na representação da relação espacial entre as estruturas e a dimensão quantitativa do local do implante.

Tomografia
Trata-se de um termo genérico, formado a partir das palavras gregas tomo (fatia) e graph (imagem), que foi adaptado em 1962 pela

COMISSÃO INTERNACIONAL. A tomografia convencional é uma técnica radiográfica em que é feita uma "fatia", ou secção de uma determinada estrutura interna do corpo, num plano pré-determinado (figura 20). A tomografia revelará a qualidade e a quantidade de osso num local de implante pré-determinado. Na tomografia convencional, a fonte de raios X move-se numa direção enquanto a película ou o meio de gravação se move na direção oposta. O tubo e a película movem-se simultaneamente numa relação constante que é mantida por um sistema de ligação que roda em torno de um eixo situado no plano da secção a ser projectada. Os planos que não sejam as secções a projetar são desfocados. O grau de desfocagem depende da distância dos outros planos em relação ao plano projetado[53] . Com a utilização da tomografia convencional, o médico pode avaliar com precisão o osso cortical e trabecular, bem como as estruturas vitais na região pretendida para a colocação do implante. Se a unidade tomográfica convencional tiver um sistema de fulcro constante, todas as imagens apresentarão um grau de ampliação constante devido à distância constante entre a fonte de radiação e a película e o objeto a ser fotografado. Assim, podem ser efectuadas medições directas com um fator de correção conhecido. Vários investigadores demonstraram que a tomografia convencional apresenta uma avaliação precisa da quantidade de osso após a correção da ampliação[54,55] .

Os stents de alinhamento intra-orais podem ser fabricados com acrílico de proteção bucal, utilizando rolamentos de esferas, tampões de amálgama ou guta-percha para ajudar a alinhar a unidade de modo a obter secções transversais verdadeiras em locais específicos ao longo da curvatura da mandíbula. A exposição média à radiação durante uma série tomográfica é inferior à de um levantamento radiográfico da boca inteira[56] . A dose média por exposição tomográfica é de 1 a 6 mrad, ou 50 mrad para todo o exame tomográfico ou série de filmes[57] .

Para concluir, a implantologia dentária é atualmente um campo em rápido desenvolvimento que tem uma vasta área de aplicação. Embora seja um assunto dispendioso, é uma opção de tratamento pela qual a maioria dos pacientes opta. Para assegurar um plano de tratamento definitivo sem lacunas, é essencial examinar o doente minuciosamente. Não só o historial dentário desempenha um papel vital, como também o historial médico é igualmente importante.

Os implantes podem ser utilizados tanto em indivíduos dentados como em desdentados, independentemente da idade ou do sexo. Pode ser utilizado para substituir um único dente ou mais. Pode também ser utilizado para suportar uma prótese fixa ou uma prótese removível. Os implantes têm as suas vantagens e desvantagens. A gestão dos procedimentos cirúrgicos, bem como a sobrecarga óssea que se verifica com a utilização de implantes, é por vezes uma tarefa complicada.

Uma vez que os implantes estão a ser tão amplamente utilizados, foram efectuadas muitas modificações nos sistemas de implantes para proporcionar um tratamento sem problemas. Assim, as dentaduras convencionais de hoje estão a ser compensadas por próteses suportadas por implantes.

TÉCNICA DE COLOCAÇÃO DE IMPLANTES

Após o planeamento, a execução cirúrgica da colocação do implante é o procedimento crítico seguinte na obtenção de implantes osseointegrados bem sucedidos[58] .

Os factores mais importantes a controlar na cirurgia de implantes são:

1. Uma técnica estéril que evita a contaminação da superfície do implante.

2. Evitar danos no osso devido a lesões térmicas durante o processo de perfuração.

3. Preparação cuidadosa do local do osso para que o implante seja estável aquando da colocação.

4. Colocação do implante numa posição estética e funcionalmente aceitável.

5. Evite cargas excessivas durante o período de cicatrização. Alguns protocolos defendem a ausência de carga

durante 3-6 meses. Os protocolos mais recentes que permitem o carregamento imediato dependem de uma

controlo da magnitude da carga .

O mau controlo destes factores pode levar a uma falha na osteointegração, que se pode manifestar posteriormente como:

1. Infeção no local do implante.

2. Mobilidade do implante ou o implante pode ser rodado quando se tenta retirar ou colocar um

componente.

3. Dor causada por inflamação no osso que rodeia o implante. Isto pode manifestar-se como

dor ao pressionar o implante.

4. Um espaço radiolucente à volta do implante que é consistente com um encapsulamento fibroso.

No entanto, um implante falhado pode ter um aspeto radiográfico normal.

No âmbito destes

em circunstâncias em que o implante falhado teria de ser removido e o tratamento recomeçado

ou procure uma alternativa.

Evitar lesões térmicas no osso:
As células ósseas serão danificadas de forma irreversível se a temperatura no osso for aumentada para 47°C durante mais de 1 minuto. A morte das células ósseas resultará numa reabsorção mais extensa e na falha da osseointegração[5] 9.

Isto é evitado por:

• arrefecimento cuidadoso do osso e das brocas com solução salina estéril abundante

• utilização de berbequins afiados

• controlo da velocidade de corte

O líquido de arrefecimento é aplicado na superfície externa das brocas ou através do aspeto interno em brocas especiais.

Concebidas com brocas de irrigação interna. Quanto mais duro e denso for o osso, mais difícil é manter um arrefecimento adequado. Em situações em que o osso é denso, o cirurgião corre o risco de sobreaquecer o osso à medida que a profundidade da perfuração aumenta. Isto pode ser minimizado aceitando preparações de implantes mais curtas, como preconizado no sistema Straumann, ou melhorando a eficiência de arrefecimento da preparação do osso. O sistema Frialit 2 (Friatec AG, Mannheim, Alemanha) utiliza brocas irrigadas internamente, para além da irrigação externa. As brocas são extremamente eficientes no corte de osso e a probabilidade de queimar o osso deve ser baixa, desde que as brocas sejam substituídas regularmente (20 preparações) e que se tenha o cuidado de assegurar que a solução irrigante não seja bloqueada na sua passagem para a ponta de trabalho.

Em todos os sistemas, o local do implante é preparado, em primeiro lugar, com brocas de pequeno diâmetro e, em seguida, o local é gradualmente alargado com brocas de diâmetro crescente (Figuras 21).

Para além de minimizar a produção de calor, a utilização inicial de brocas de pequeno diâmetro também permite modificações no ângulo inicial ou no local de preparação, quando necessário[60] . As brocas devem estar afiadas. Isto é mais fácil de assegurar utilizando novas brocas descartáveis para cada caso, como no protocolo Nobel Biocare/Brânemark, em comparação com os outros sistemas considerados neste livro.

No entanto, o design sofisticado das brocas irrigadas internamente em forma de degrau do sistema Frialit seria dispendioso de fabricar num formato descartável, pelo que um registo do número de locais preparados (e da dureza do osso) é útil para determinar quando as brocas devem ser substituídas. A velocidade de corte das brocas durante a preparação principal dos locais é de aproximadamente 1500 a 2000 rpm. Os canais das brocas helicoidais podem ficar obstruídos com detritos ósseos, pelo que é importante retirá-las do local de preparação a intervalos regulares durante o processo de preparação para lavar os detritos e arrefecer a broca. Se o local tiver de ser batido, como no protocolo Brânemark original, isto é feito a velocidades comparáveis às utilizadas para inserir implantes roscados (aproximadamente 20 rpm).

Assegurar uma boa estabilidade inicial do implante[61]
A preparação cirúrgica tem como objetivo fornecer um implante que se sinta estável após a inserção. Isto pode ser avaliado através de:
• avaliação clínica simples (dependente da experiência do operador)
• forças de inserção de binário - estas podem ser definidas na unidade de perfuração e situam-se normalmente entre 10
 e 45 Ncm. Algumas unidades registam o binário e fornecem uma impressão.
• valores de perioteste - a mobilidade pode ser medida com um instrumento eletrónico que foi
 originalmente concebido para medir a mobilidade dos dentes
• análise da frequência de ressonância - este último dispositivo mede a rigidez do implante
 dentro do osso através de vibração eletrónica e registo

Os dois últimos métodos têm sido utilizados principalmente em estudos experimentais, mas podem ter uma aplicação clínica. Um implante que esteja solto no local preparado não se irá osteointegrar. Nas fases iniciais da cicatrização, o implante não deve ser sujeito a forças que causem movimento do implante, mesmo que o movimento seja pequeno. Foi sugerido que um micromovimento até 100 µm pode ser compatível com a cicatrização por osteointegração, mas para além deste valor é mais provável que ocorra um encapsulamento fibroso. Não é possível apresentar dados comparativos entre implantes a este respeito. No entanto, podem ser adoptadas várias abordagens para garantir um implante estável com os diferentes sistemas de implantes. A estabilidade inicial do implante depende de:

1. Comprimento do implante
2. Diâmetro do implante
3. Conceção do implante
4. Configuração da superfície do implante

5. Espessura do córtex ósseo e quantas corticais o implante engata
6. Densidade da trabeculação do osso medular
7. Dimensões do local de preparação comparadas com as do implante

A filosofia do que constitui um comprimento de implante adequado varia consoante os sistemas. O conceito original de Branemark era o da estabilização bicortical. Isto exigia que um implante se estendesse desde o córtex superficial da crista edêntula até ao córtex inferior da mandíbula anterior ou ao pavimento nasal ou ao pavimento do antro na maxila. Isto não é claramente possível na mandíbula posterior devido à presença do canal dentário inferior e, nesta situação, são utilizados implantes mais curtos com fixação unicortical. A fixação bicortical só é provavelmente vantajosa em áreas de fraca qualidade óssea no espaço medular. O sistema Straumann utiliza habitualmente implantes mais curtos, com 812 mm de comprimento, e a fixação e a área de superfície são melhoradas através da utilização de parafusos sólidos com tratamentos de superfície de titânio pulverizado com plasma ou jato de areia e ataque ácido.

Este tipo de implante pode ser uma boa escolha para trabalhos de ponte na parte posterior da mandíbula e na parte posterior do maxilar, onde pode haver pouca altura de osso disponível. Existe uma outra condição importante relativamente ao comprimento do implante, que é assegurar que existe espaço vertical adequado quando o doente abre a boca para permitir a inserção do implante com o comprimento planeado, juntamente com o respetivo dispositivo de inserção. Este último pode incluir a cabeça da peça de mão, o conetor da peça de mão e o suporte do implante. Embora muitos sistemas ofereçam versões de baixo perfil destes componentes, o comprimento do implante pode ser a caraterística mais crítica. Isto não é normalmente um problema na região anterior da boca, mas é muito importante nas regiões molares. Alguns sistemas, como o Straumann, têm um medidor que pode ser utilizado para avaliar este fator (Figura 22).

A maioria dos sistemas produz implantes com diâmetros mais largos para melhorar a estabilidade e a resistência. O aumento do diâmetro proporciona uma área de superfície globalmente maior e, teoricamente, pode proporcionar o equivalente a uma estabilização bicortical, envolvendo as corticais vestibular e lingual[62] . O implante do sistema Branemark também foi modificado como uma abordagem alternativa para melhorar a estabilização em áreas de altura óssea limitada e qualidade óssea limitada. A modificação do implante para osso de fraca qualidade consistiu em produzir um implante ligeiramente cónico com uma rosca helicoidal dupla. Isto significa que necessita de metade do número de rotações para o assentar e que cortará mais eficazmente em osso mais macio. A superfície do implante é como o resto do sistema Brânemark - maquinada - e, por conseguinte, a resposta do osso à superfície será presumivelmente a mesma, sendo a única diferença um maior grau de estabilidade inicial.

O sistema Frialit 2 oferece uma abordagem diferente a este problema. A área de superfície dos implantes aumenta consideravelmente devido ao facto de terem um desenho de cilindro escalonado, uma gama de diferentes diâmetros e uma superfície que é tratada. O implante Frialit 2 push-fit pode ser utilizado em praticamente todas as situações e pode ter vantagens em relação a um design de parafuso em osso mole. O Frialit 2 também está disponível numa versão de parafuso. Cada um dos cilindros escalonados tem uma rosca individual e são necessárias apenas três rotações para assegurar o assentamento completo do implante. O implante roscado pode ter uma melhor estabilidade inicial em osso mais denso e é particularmente recomendado em protocolos de substituição imediata. A estabilidade inicial de um implante pode ser melhorada facilmente através da inserção de um implante num local preparado mais pequeno do que o implante. Esta abordagem é utilizada no sistema AstraTech com bons resultados. Por conseguinte, quando se utiliza um implante de 3,5 mm de diâmetro, o local é normalmente preparado com um diâmetro de 3,2 mm e o implante é auto-roscado na sua posição. No entanto, se o osso no local for muito denso, o cirurgião é aconselhado a preparar o local com um diâmetro de 3,35 mm. São dadas recomendações semelhantes com o implante AstraTech de 4 mm de diâmetro, com brocas helicoidais de 3,7 e 3,85 mm, de acordo com a densidade óssea disponível. A superfície do implante AstraTech é jateada (com óxido de titânio, dando uma superfície rugosa de 5 μm), o que pode contribuir pouco para melhorar a estabilidade inicial, mas demonstrou conseguir um maior contacto osso-implante no período de cicatrização, em comparação com uma superfície de máquina. Isto também se aplica às superfícies pulverizadas com plasma (Frialit e Straumann) e à superfície SLA (jato de areia-grão grosso-ácido gravado) da Straumann.

Colocação do implante numa posição aceitável
Os problemas devem ser evitados:

1. Planeamento cuidadoso
2. Utilização de stents cirúrgicos
3. Revisão de cada fase do processo de preparação

Os stents cirúrgicos devem ser construídos utilizando as configurações de diagnóstico ou próteses provisórias. Devem ser suficientemente rígidos para evitar a distorção e estáveis para minimizar o movimento (Figura 23). Os stents construídos em acrílico de cura a frio, utilizando dentes adjacentes para estabilidade, são ideais. O stent ajuda o cirurgião no posicionamento mesiodistal do implante (evitando a colocação nos espaços de embrasure) e no posicionamento e angulação vestibulolingual. Na substituição de dentes anteriores é particularmente importante fornecer o perfil do aspeto vestibular da prótese, incluindo a margem cervical, para dar o perfil de emergência planeado (Figura 24), a fim de otimizar a estética. Nestas circunstâncias, o stent tem de ser estendido sobre a mucosa estável (o que é mais facilmente conseguido com estabilidade, uma vez que os retalhos mucoperiósteos são levantados). Em maxilares completamente edêntulos e em espaços edêntulos longos, é importante construir stents num material que seja suficientemente rígido para manter a sua forma; se fosse flexível, comprometeria o posicionamento do implante (Figura 25).

As fases de colocação podem ser revistas utilizando postes indicadores nos locais preparados. Estes podem ser avaliados em comparação com o stent cirúrgico. Recomenda-se que o cirurgião reveja os ângulos dos postes indicadores a partir de vários aspectos. Se não o fizer, pode cometer erros surpreendentes. A posição dos pilares indicadores também deve ser revista em relação à dentição oposta. Nos segmentos vestibulares, num doente com uma relação bucopalatina normal, o indicador maxilar deve ser direcionado para as cúspides vestibulares dos dentes inferiores e os indicadores mandibulares para as cúspides palatinas dos dentes maxilares. Isto assegura que o implante é colocado na área da fossa central do dente e que as forças são direccionadas para o longo eixo. O nível da cabeça do implante deve ser colocado de modo a permitir um espaço vertical adequado em relação à dentição oposta e a produzir uma boa estética.

Cuidados pré-operatórios, anestesia e analgesia:
Os cuidados pré-operatórios básicos devem incluir:
1. Lavagem anti-séptica da cavidade oral e da pele perioral. Gluconato

de clorexidina (2% ou

Recomenda-se a utilização de enxaguamentos proprietários a 1,2% durante 1 minuto.

2. Administração de analgésicos. Analgésicos orais (como 200 ou 400 mg de ibuprofeno ou um

(alternativa comparável) são geralmente suficientes na maioria dos casos ambulatórios. O controlo da dor é

mais eficaz se os analgésicos forem administrados antes da cirurgia e os níveis mantidos para evitar

desenvolvimento de dores fortes.

3. Administração de antibióticos. Antigamente, este era um procedimento de rotina. Colocação de um ou mais

Se o seu caso for o de um pequeno número de implantes, em circunstâncias ideais, provavelmente não necessita de antibióticos. Onde

os antibióticos são indicados (por exemplo, implantes múltiplos em que o osso fica exposto durante muito tempo)

períodos de tempo ou se o enxerto for efectuado), o médico pode utilizar um protocolo padrão (por exemplo

3 g de amoxicilina no pré-operatório, seguido de um tratamento de 5 dias).

Os regimes de antibióticos e analgésicos variam consoante o estado do doente, o ponto de vista do médico e o país onde o tratamento está a ser efectuado.

Anestesia

Muitos casos podem ser tratados de forma satisfatória com anestesia local, dependendo da competência e experiência do cirurgião e da atitude do doente. A magnitude e a duração da cirurgia de implantes aumentam consideravelmente com a colocação de implantes múltiplos, especialmente quando está envolvido mais do que um quadrante. Como indicação geral, vale a pena considerar técnicas de sedação em procedimentos susceptíveis de exceder 1 hora (por exemplo, o equivalente à colocação de três implantes ou mais para o operador experiente). Os procedimentos difíceis prolongados e os que requerem enxertos extensos podem exigir anestesia geral. A anestesia local tem vantagens em relação à anestesia geral. Em particular, o paciente consciente é capaz de cooperar, realizando movimentos normais da mandíbula em excursões cêntricas e laterais para ajudar a verificar o posicionamento adequado do implante. O vasoconstritor contido no anestésico local é útil para melhorar a hemostase e proporcionar uma analgesia prolongada. Os anestésicos locais de ação mais prolongada podem ser particularmente úteis neste tipo de cirurgia.

CONCEPÇÃO DE RETALHOS PARA CIRURGIA DE IMPLANTES[63] :

Alguns textos cirúrgicos descrevem a colocação de implantes sem elevação do retalho, mas isto pode facilmente levar à perfuração lateral do osso em mãos inexperientes. É mais adequado para a colocação de um único implante diretamente no alvéolo de extração. O desenho e a elevação do retalho devem conseguir uma exposição adequada do rebordo, incluindo quaisquer concavidades ósseas, e identificar estruturas anatómicas importantes. O retalho também deve ser fechado facilmente com suturas sob tensão mínima, com linhas de incisão baseadas em osso sólido, como em qualquer boa prática cirúrgica.

Uma incisão médio-crestal pode ser utilizada na maioria dos casos. A incisão pode ser estendida dentro das fendas gengivais dos dentes adjacentes (Figura 26) e o mucoperiósteo pode ser elevado bastante extensivamente numa direção apical para permitir a visualização adequada do contorno ósseo. No entanto, na maioria dos casos, defendemos o uso de incisões de alívio para ajudar a reflexão e exposição do retalho (Figura 27). As incisões de alívio próximas aos dentes requerem atenção especial. As incisões podem ser mantidas verticais e paralelas, sobrepondo-se ao osso sadio, para que, ao fechar, a nutrição do retalho não seja comprometida. A extensão apical pode ser alargada se for necessário melhorar a visualização do contorno ósseo apical. É importante evitar colocar incisões de alívio inclinadas obliquamente sobre superfícies radiculares proeminentes, porque a ferida pode romper-se se houver deiscências ósseas subjacentes e pode resultar em recessão gengival.

Ao colocar incisões de alívio ou ao refletir os retalhos, deve ter-se o cuidado de proteger estruturas anatómicas importantes, como o nervo mental. A elevação dos retalhos sobre a região do canal incisivo tem consequências mínimas em termos de parestesia resultante, e a hemorragia raramente é um problema. As incisões curtas de alívio no palato também são úteis e não precisam de ser alargadas ao ponto de cortar quaisquer vasos importantes. Nos casos em que existe pouco tecido queratinizado, é por vezes útil localizar a incisão na crista em direção ao aspeto palatino na arcada maxilar, que tem consideravelmente mais tecido queratinizado à medida que se estende para o palato (Figura 28).

Este desenho também é uma estratégia útil nos casos em que os procedimentos de aumento ósseo podem ser necessários na face vestibular, para assegurar o fecho adequado da ferida, longe de quaisquer superfícies de implante, materiais de enxerto ou membranas GBR. No entanto, nestes últimos casos, é provavelmente prudente colocar incisões de alívio pelo menos num dente, lateralmente à área de tratamento de aumento. A principal controvérsia no desenho do retalho para implantes de um único dente é se deve envolver e refletir as papilas adjacentes ou não. Evitar a reflexão da papila tem como objetivo preservar a estética destas estruturas, que são difíceis ou impossíveis de reconstruir se forem perdidas (Figura 29). No entanto, em muitos casos, o espaço de um único dente é estreito mesiodistalmente e a elevação da papila pode ser inevitável (Figura 30).

Se apenas se conseguir preservar uma estreita faixa de tecido mole nas superfícies proximais dos dentes adjacentes, o seu fornecimento de sangue pode ficar comprometido de tal forma que a reflexão total do tecido não seria mais prejudicial. Por isso, recomenda-se que :

1. Em locais com uma distância mesiodistal inferior ou igual a 7 mm, para refletir as papilas.

2. Em locais com 8 mm ou mais, uma incisão crestal mesiodistal de 5-6 mm permitirá

não reflexão de uma largura adequada de tecido papilar para recomendar a técnica.

3. Se existirem dúvidas quanto à necessidade de expor estruturas anatómicas, como o nervo incisivo ou o

se as técnicas de aumento puderem ser indicadas, então o desenho de retalho mais largo que incorpora

recomenda-se novamente a utilização das papilas.

As incisões descritas acima são incisões simples através do epitélio, do tecido conjuntivo e do periósteo até ao osso. Podem ser utilizadas linhas de incisão mais sofisticadas quando o tecido é espesso, de modo a produzir margens de retalho sobrepostas em vez de uma simples junta de topo (Figura 31). Isto requer uma incisão através do epitélio num ponto, uma extensão horizontal da incisão na zona média do tecido conjuntivo e uma incisão vertical para baixo através do periósteo. A "articulação cortada ao meio" resultante pode proporcionar uma cobertura mais segura em áreas onde está planeado um aumento ósseo.

Considerações adicionais em maxilares edêntulos:
Como descrito na secção anterior, uma incisão médio-crestal pode ser utilizada na maioria dos casos. Onde houver pouco tecido queratinizado, por exemplo, no caso da mandíbula edêntula reabsorvida, recomenda-se que a incisão seja feita no meio deste tecido para reter alguma mucosa queratinizada em cada lado da ferida. A arcada maxilar tem consideravelmente mais tecido queratinizado à medida que se estende para o palato e, por vezes, é útil localizar a incisão na crista em direção ao aspeto palatino. Esta estratégia pode ser utilizada para deslocar mais tecido queratinizado na superfície vestibular do implante não submerso (ou o mesmo na cirurgia de conexão do pilar).

No maxilar ou na mandíbula edêntulos, uma incisão de alívio labial na linha média, que se estende até ao sulco, permite ao cirurgião elevar mais facilmente sob o periósteo, especialmente quando a crista do rebordo é em forma de faca ou irregular. A incisão de alívio também reduz a tensão no retalho vestibular, tornando a retração muito mais fácil (Figura 32).

Conceção de retalhos na cirurgia de ligação de pilares:
O desenho do retalho para a cirurgia de conexão do pilar é importante porque dá ao cirurgião a oportunidade de modificar os perfis dos tecidos moles. Muitos dos pontos levantados também se aplicam ao manuseamento dos retalhos na cirurgia de implante não submerso de fase única. Em geral, as incisões são feitas diretamente sobre as cabeças dos implantes, a menos que o cirurgião pretenda deslocar algum do tecido queratinizado disponível mais num aspeto do que no outro. Em maxilares severamente reabsorvidos com tecido queratinizado mínimo, é importante preservar tudo e, em alguns casos, pode ser necessário enxerto de tecido mole. As pequenas incisões na crista sobre a cabeça do implante e a reflexão mínima do tecido mole para permitir a ligação do pilar são mais fáceis com sistemas que têm uma ligação interna pilar/implante, como o AstraTech (Figura 33).

No sistema Brânemark, geralmente defendemos uma exposição mais extensa da cabeça do implante para facilitar a conexão do pilar e para permitir a verificação visual do ajuste antes da verificação radiográfica. Em alguns casos, o osso cresce sobre a cabeça do implante e tem de ser removido com pequenos cinzéis manuais (a nossa preferência), brocas ou fresas concebidas para o efeito, tendo o cuidado de não danificar o implante. É necessária uma maior reflexão do retalho se for necessário remover o osso, incluindo a utilização de incisões de alívio. É importante ter incisões de alívio afastadas dos bordos do pilar transmucoso (ou colar de um implante não submerso), onde a ferida pode romper nestes pontos, porque as margens do retalho não se baseiam em tecido sólido (Figura 34).

Em algumas circunstâncias, a incisão inicial em linha reta pode ser fechada à volta dos pilares sem ressecar/remodelar tecido, desde que se obtenha um bom perfil de tecido mole. Isto é mais fácil quando a mucosa é relativamente fina ou elástica. Noutras circunstâncias, os retalhos têm de ser remodelados através de incisões curvas para corresponder à forma dos pilares. Em vez de simplesmente excisar este tecido, muitas vezes vale a pena adotar a estratégia descrita por Palacci, de manter a fixação deste tecido numa extremidade e rodá-lo à volta do pilar para assegurar uma boa cobertura do osso (Figura 35).

Isto ajudará o perfil dos tecidos moles, mas não produzirá necessariamente uma altura papilar entre os pilares adjacentes, como descrito originalmente. A forma papilar depende mais da presença de dentes naturais adjacentes com boa fixação gengival na superfície proximal e do desenvolvimento cuidadoso dos perfis das coroas emergentes adjacentes. O comprimento do pilar de cicatrização deve ser escolhido de forma a emergir através do tecido mole e a não exigir demasiadas modificações da prótese provisória. Tem havido uma tendência para defender pilares de cicatrização de diferentes larguras para corresponder ao tamanho do dente que está a ser substituído, desenvolvendo assim uma forma de tecido mole mais apropriada numa fase inicial.

No entanto, a largura do pilar de cicatrização pode ser extrema e pode comprometer o perfil do tecido mole. Defendemos a utilização de pilares de cicatrização que sejam ligeiramente mais estreitos do que o dente que está a ser substituído e, em seguida, "esticar" o tecido com a prótese final ou provisória.

<u>**COLOCAÇÃO DE IMPLANTES PARA SUBSTITUIÇÃO DE UM ÚNICO DENTE**</u>[64]

Toda a colocação de implantes depende de uma boa perspetiva tridimensional por parte do operador. Existem relativamente poucas variáveis que afectam este aspeto:

1. Posicionamento mesiodistal
2. Posicionamento bucolingual
3. Angulação do eixo longo do implante
4. Posicionamento vertical da cabeça do implante

Todas estas variáveis são mais fáceis de considerar quando comparadas com um stent cirúrgico que fornece

informação sobre a posição e a forma da face vestibular da restauração. Uma sequência típica de cirurgia de implante de um único dente é ilustrada na (Figura 36).

Posicionamento mesiodistal e bucolingual:

Estes são decididos com a penetração inicial da broca no local do osso. O posicionamento mesiodistal é relativamente simples e, na maioria dos casos, será no meio do espaço de um único dente (Figura 37), a menos que haja um espaçamento planeado para acomodar um diastema mais largo num dos lados da restauração. No entanto, em muitos casos, a reabsorção óssea afectará a posição vestibulolingual da crista e a angulação, factores que são mais difíceis de lidar, especialmente para o clínico inexperiente (Figura 38). O local também pode ser afetado por defeitos localizados do rebordo ou pela presença de estruturas anatómicas, como o canal incisivo.

Angulação bucolingual do implante:

O implante pode ser colocado no mesmo eixo longo que a coroa. Isto é mostrado na (Figura 39,A), onde o implante/coroa foi colocado num ângulo médio de 110° em relação ao plano de Frankfurt. O longo eixo do implante e do pilar passa através da ponta incisal da coroa. Esta é uma situação comum e dita que a coroa seja cimentada ao pilar. Nalguns casos, o perfil da crista óssea dita uma inclinação mais vestibular do implante.

Angulação :

Na (Figura 39, B) o implante foi angulado mais 10° labialmente, com a coroa mantendo a sua posição/angulação anterior. O eixo longo passa agora labialmente para o bordo incisal e produz uma ligeira angulação coroa/implante que imita a angulação coroa/raiz observada em muitos dentes incisivos naturais. Esta angulação pode produzir uma estética muito boa, dando uma forma natural e proeminência à margem cervical vestibular semelhante à dos dentes adjacentes, ou seja, um perfil de emergência ótimo (Figuras 40). O aumento da angulação vestibular (Figura 39, C) em mais 10° ainda produzirá uma solução estética restaurável, mas além disso os problemas de restauração aumentarão até um ponto em que pode ser impossível fornecer uma restauração aceitável (Figura 39 D).

Em contraste, a reabsorção da crista óssea em direção ao palato pode promover uma maior angulação palatina do implante. (Figura 41) mostra angulações progressivas de 10° do implante em direção ao palato. Até 10° de angulação palatina há pouco comprometimento, embora haja uma tendência para um perfil de contorno/emergência cervical vestibular menos favorável. À medida que a angulação palatina aumenta, haverá a necessidade de compensar a perda de contorno cervical através da lapidação progressiva do rebordo da restauração. Isto resulta numa restauração que não emerge dos tecidos moles, mas num rebordo que "assenta" nos tecidos de uma forma semelhante a um pôntico convencional em prótese fixa (Figura 42).

A única vantagem do implante com ângulo palatino é a possibilidade de acesso ao parafuso do pilar através do cíngulo da restauração, permitindo uma restauração aparafusada em vez de uma cimentada. O desenho aparafusado da restauração de um único dente é menos importante do que costumava ser, devido à menor incidência de afrouxamento do parafuso do pilar (através de um melhor desenho e de um aperto adequado dos parafusos do pilar, utilizando dispositivos de binário controlado). A sua análise da posição do pilar (Figuras 39 e 41) sugere que um ângulo aceitável seria entre 20° proclinado e 10° retroclinado em relação ao eixo longo "ideal/ normal". As angulações fora destes parâmetros comprometem a estética e testam as capacidades do protésico até ao limite em que o implante não pode ser restaurado ou é esteticamente inaceitável. Os pontos seguintes devem ajudar a evitar esta situação:

1. Boa avaliação e planeamento pré-operatório
2. Enxertia de locais onde se prevêem estas dificuldades

3. Utilização de stents cirúrgicos e pinos-guia em cada fase da preparação para controlar
angulação e posicionamento vertical da cabeça do implante.

As directrizes acima são aproximadas (e relativamente grosseiras, com incrementos de 10°) e cada caso deve ser avaliado de acordo com os seus próprios méritos, particularmente no que diz respeito aos pacientes que têm angulações naturais pronunciadas da raiz da coroa e/ou relações incisais de classe 2 ou 3. Um problema de angulação difícil encontrado no momento da cirurgia pode ser reduzido preparando o local de entrada inicial do implante para o palato, o que permitiria uma alteração na angulação e manteria a preparação do implante dentro do contorno ósseo. Está disponível uma estratégia alternativa com o sistema Straumann, que produz um implante com um ângulo na cabeça do implante de 15° que imita a angulação natural da coroa/raiz. Este implante tem um design de encaixe por pressão, pelo que o aspeto angulado pode ser posicionado no plano exato necessário.

Posicionamento vertical da cabeça do implante:
Uma cabeça de implante que esteja demasiado perto da coroa (Figura 43 A) necessitará de um perfil abrupto e altamente angulado e a possibilidade de exposição inestética do pilar ou da cabeça do implante. Uma cabeça de implante que esteja localizada mais apicalmente permitirá um perfil de transição muito suave (Figuras 43 B), mas se for demasiado extrema produzirá rácios de altura de restauração/implante

menos favoráveis. A cabeça do implante colocada profundamente pode ser mais difícil para o prostodontista lidar com ela e o facto de não manter a altura do tecido mole irá comprometer a estética. Por conseguinte, o perfil de emergência depende de:

1. O tamanho da coroa a ser substituída
2. O diâmetro do implante/pilar
3. A distância vertical entre o implante e a margem cervical da coroa

Em sistemas como o Frialit 2, é possível selecionar um diâmetro de implante que corresponda melhor ao tamanho do dente que está a substituir. O nível vertical do implante continua a ser muito importante para manter a estética dos tecidos moles.

Deve ser claro, a partir das discussões e diagramas anteriores, que a angulação, a posição vestibulolingual e o nível vertical da cabeça do implante têm um efeito marcante no contorno e na estética da restauração de um único dente. É muito importante que o clínico que está a colocar o implante cirurgicamente tenha uma apreciação completa destes factores. A utilização de um stent indicando o aspeto vestibular da restauração planeada ajudará a evitar muitos dos potenciais problemas, particularmente para o operador inexperiente. Deve ser evitada a colocação de um implante numa posição não restaurável ou inestética e, em situações em que o perfil, a posição ou a quantidade de osso estejam comprometidos, deve ser efectuado um enxerto para corrigir esta situação, idealmente como um procedimento separado antes da colocação do implante.

COLOCAÇÃO DE IMPLANTES PARA RESTAURAÇÃO DE PONTES FIXAS[65]

O planeamento e a colocação de implantes para pontes fixas seguem as regras básicas estabelecidas para as descritas para o dente unitário, mas com mais complicações de seleção do local, a relação entre implantes adjacentes e a sua relação com a prótese planeada. Idealmente, todos estes factores terão sido resolvidos na fase de planeamento, com uma correspondência cuidadosa dos dados radiográficos, configurações de diagnóstico e verificação clínica. No entanto, apesar do planeamento mais cuidadoso, há ocasiões em que têm de ser feitas modificações na cirurgia e é nestas circunstâncias que é vantajoso que o cirurgião tenha conhecimento das implicações protéticas, quer através da sua própria experiência, quer através da experiência de um especialista em prótese.

Posicionamento e instalação de implantes

Ao colocar vários implantes, é especialmente útil poder consultar um plano escrito da localização do local, do comprimento e do diâmetro estimados do implante, bem como radiografias e moldes de estudo relevantes. Após a elevação dos retalhos, o stent cirúrgico é experimentado e referido em várias fases durante o desenvolvimento do local. Os locais propostos para os implantes são marcados no osso cortical com uma broca redonda. O posicionamento inicial é verificado em relação aos dentes adjacentes e às estruturas anatómicas, às posições dos dentes no stent, ao contorno ósseo no local e ao espaçamento dos implantes.

É necessário um espaçamento entre implantes adjacentes (e implantes e dentes) para uma largura adequada de osso (pelo menos 1 mm e de preferência 2 mm) e uma zona adequada de tecido mole (2-3 mm). A angulação do local é então desenvolvida com uma broca helicoidal. Lembre-se de que as modificações da posição e do ângulo só podem ser efectuadas nas fases iniciais do processo de preparação (por exemplo, na fase da broca helicoidal de 2 mm). O comprimento do local é então estabelecido e o protocolo do sistema é seguido com diâmetros crescentes de brocas até que a preparação esteja completa e o implante possa ser colocado (Figura 44).

Espaçamento dos implantes na colocação de implantes múltiplos :
Os requisitos de espaçamento variam consoante o sistema que está a ser
utilizado. Nos casos tratados com o sistema Brânemark (Figura 45), os
implantes padrão utilizados têm 3,75 ou 4 mm de diâmetro na parte
roscada e 4 mm de diâmetro na cabeça do implante. A recomendação
de rotina é colocar os implantes com um espaçamento centro a centro
de 7 mm, o que permitiria uma largura óssea de 3 mm entre as
superfícies exteriores dos implantes. Como descrito acima, isto pode
ser reduzido para apenas 1 mm ao nível do osso. No entanto, isto pode
não proporcionar uma largura de tecido mole suficiente em muitos
casos, especialmente porque os pilares fabricados têm um diâmetro
maior do que a cabeça do implante (Figura 46).

O pilar padrão Estheticone (Nobel Biocare, Goteborg, Suécia) é o
componente fabricado mais utilizado e tem uma largura de 4,5 mm. Por
conseguinte, com um espaçamento de 1 mm ao nível do osso, dois
pilares adjacentes tocar-se-ão, não deixando espaço para uma coifa de
tecido mole. Por conseguinte, na maioria dos casos, a recomendação
padrão de espaçamento de 7 mm é muito mais segura. O problema do
espaçamento pode ser facilitado pela utilização de um sistema em que
o pilar é mais estreito do que a cabeça do implante. Este é o caso do
sistema AstraTech ilustrado na Figura 10.1. Os implantes padrão têm
3,5 ou 4 mm de diâmetro na cabeça do implante, mas o pilar cónico
encaixa na cabeça do implante. A largura reduzida do pilar na cabeça
do implante expande-se até um diâmetro máximo que corresponde ao
diâmetro do implante a uma distância de 2 mm acima da cabeça do
implante. Este perfil cónico permite a formação de um bom cuff de
tecido mole e, por conseguinte, permite um posicionamento
ligeiramente mais próximo dos implantes do que no caso do sistema
Brânemark, quando se utilizam pilares fabricados de forma padrão.

O sistema Straumann (Figura 47) requer considerações diferentes. Um
implante padrão de 4,1 mm de diâmetro (medido na parte endóssea) tem

um colo transmucoso que aumenta para 4,8 mm de diâmetro na parte superior. Os implantes devem ser colocados de modo a que haja, pelo menos, um espaço de 1 mm entre os colares adjacentes na sua largura máxima, o que proporciona um espaço adicional de tecido mole apical a este (e, por sua vez, um sistema adequado, os pilares têm um diâmetro mais estreito

do que a cabeça do implante e, por conseguinte, não invade mais o espaço. O sistema Frialit requer uma abordagem diferente. Neste sistema, os locais dos implantes são primeiro preparados até uma profundidade final aceitável (Figura 48).

Os locais são depois alargados com brocas cónicas escalonadas sucessivas que correspondem exatamente à gama de implantes de diâmetros 3,8, 4,5, 5,5 e 6,5 mm, pelo que a localização inicial dos centros dos implantes depende muito do diâmetro planeado do implante final. Se houver um erro de cálculo e parecer que os implantes do diâmetro planeado ficarão demasiado próximos, então terá de ser utilizada uma preparação e um implante mais estreitos. Ao contrário dos sistemas descritos anteriormente, os implantes Frialit são cónicos apicalmente e, por conseguinte, é mais fácil fornecer osso adequado entre os implantes na zona apical.

No entanto, isto não é tão problemático como o aspeto coronal onde ocorre a rutura do epitélio, onde as complicações são muito mais prováveis em termos de inflamação ou estética. O outro fator a ter em conta é permitir um espaço adequado entre o implante e um dente adjacente. A seleção inicial do local deve ter em conta:

* o diâmetro planeado do implante
* o contorno proximal do dente
* permissão de um mínimo de 1 mm de osso entre o implante e a raiz
* espaço suficiente para a papila proximal dos tecidos moles
* uma via de inserção do implante que não é afetada pelo contorno do dente.

Angulação do implante

Os pinos-guia colocados nos locais de desenvolvimento dos implantes devem ser verificados em relação ao stent cirúrgico e à dentição oposta, e devem ser efectuadas as modificações necessárias. A angulação dos locais dos implantes imita mais ou menos a angulação dos dentes naturais, com modificações de acordo com o desenho da prótese final e o grau de reabsorção do rebordo. Se a prótese final for concebida para ser recuperável/aparafusada, o ângulo ideal do implante passa pela área do cíngulo dos dentes anteriores e pelas superfícies oclusais dos dentes pré-molares/molares. Numa prótese cimentada não recuperável, a angulação seria a mesma nos dentes posteriores, uma vez que isto também é consistente com a carga dos implantes através do eixo longo.

No entanto, na zona anterior, a angulação pode ser inclinada mais para vestibular através da ponta incisal ou em direção à superfície vestibular, melhorando potencialmente a estética de emergência. No entanto, a transmissão de força através dos implantes pode ser menos favorável porque estará longe da carga axial (Figura 49). Por conseguinte, numa determinada zona do maxilar, os implantes são colocados mais ou menos paralelos uns aos outros. A colocação de vários pinos-guia é muito útil e deve evitar uma angulação inaceitável dos implantes.

Os pilares fabricados permitem variações angulares bastante grandes entre implantes, e podem ser utilizados pilares personalizáveis se estes valores forem excedidos. Por exemplo, os implantes podem ser angulados mais do que o habitual para envolver mais comprimento ósseo em locais junto ao seio maxilar.

Nível da cabeça do implante

O último fator a considerar na colocação do implante é o nível da cabeça do implante. Este nível ditará:

1. espaço vertical disponível em relação ao plano oclusal ou ao plano incisal para os pilares e a restauração
2. espaço vertical para o perfil de emergência da restauração

A submersão da cabeça do implante pode proporcionar o espaço necessário para acomodar os pilares e a restauração em indivíduos com pouco espaço vertical, por exemplo, pacientes com reabsorção mínima do rebordo. Mais frequentemente, a reabsorção do rebordo é tal que a submersão da cabeça do implante não é necessária, a não ser para otimizar o perfil de emergência e a estética. Quanto mais profunda for a cabeça do implante, mais fácil será efetuar uma transição gradual e suave para a coroa emergente.

Em contrapartida, terá um efeito negativo sobre o rácio entre a altura da restauração e a altura do
comprimento do implante (equivalente ao rácio coroa/raiz). Este facto pode, por conseguinte, produzir
distribuição de forças e alavancagem. Talvez seja mais fácil contrastar os efeitos do nível da cabeça do implante entre sistemas submersos, como o Brânemark ou o AstraTech, com os de um sistema não submerso, como o Straumann. Na utilização prescrita dos implantes Brânemark, a cabeça do implante é rebaixada até um ponto que permite que o parafuso de cobertura (que protege o hexágono externo) fique nivelado com a crista da crista óssea. Isto facilita a cobertura dos tecidos moles e minimiza a possibilidade de deiscência da ferida e da carga do implante.

No entanto, para o conseguir, o local do implante é rebaixado, o que coloca a cabeça do implante dentro do córtex superficial ou abaixo deste, se o córtex for fino. Isto pode, portanto, anular um dos principais objectivos da estabilização bicortical com este sistema. O rebaixamento pode, portanto, ser visto como sendo destrutivo para a ancoragem cortical, que pode ser crítica em áreas de má qualidade óssea, como a maxila posterior. Isso é ainda mais pertinente quando se considera que no primeiro ano de carga do implante há reabsorção óssea até o nível da primeira rosca, acentuando ainda mais a perda de osso cortical anterior.

No entanto, a vantagem do rebaixamento é que a junção implante-pilar é colocada suficientemente longe apicalmente para permitir um bom perfil de emergência da restauração e uma colocação subgengival estética da margem da restauração. O desenho do sistema AstraTech permite a colocação da cabeça do implante ao nível da crista óssea sem rebaixamento, preservando assim o osso cortical. Isto deve-se ao facto de a cabeça do implante padrão ter quase o mesmo diâmetro que a porção roscada principal do implante e o parafuso de cobertura encaixar na cabeça do implante. Este sistema é, portanto, muito útil no maxilar reabsorvido, que pode ter pouco córtex da crista, porque pode ser utilizado para utilizar totalmente a altura óssea limitada e manter a ancoragem cortical.

O desenho padrão do implante Straumann tem um colar transmucoso liso com 2,8 mm de comprimento. Em áreas de mucosa fina, a cabeça do implante fica acima da mucosa e a estética pode ficar comprometida. No entanto, a linha estética Straumann tem uma altura reduzida do colo transmucoso, porque o revestimento de superfície pulverizado a plasma/SLA se estende mais para a área do colo. A interface é colocada ao nível do osso cortical (ou mais rebaixada) para produzir uma junção implante/pilar submucosa.

IMPLANTES DE SUBSTITUIÇÃO IMEDIATA E PRECOCE

Em muitos casos, os implantes são colocados em locais onde os dentes foram perdidos há muitos meses ou anos
anteriormente. Os protocolos cirúrgicos tradicionais de implantes, como o descrito por Brânemark, defendiam o abandono dos locais de extração durante 12 meses para permitir a cicatrização completa e a maturação do osso. No entanto, a reabsorção do osso durante períodos de tempo alargados conduzia frequentemente a uma situação em que havia

insuficiência óssea para a colocação de implantes de rotina. Por conseguinte, foram desenvolvidos protocolos em que os implantes são colocados no momento da extração do dente, ou pouco depois, antes de ocorrer uma reabsorção óssea significativa.

Momento da colocação do implante
Existem várias recomendações relativamente à calendarização da colocação de implantes após o dente
extração. Basicamente, o implante pode ser colocado imediatamente após a extração durante a
A colocação de um implante pode ser efectuada no mesmo procedimento cirúrgico ("colocação imediata do implante") ou após um atraso de algumas semanas, caso em que tem sido frequentemente referido como "atrasado - imediato". Este último termo é um pouco desajeitado e este protocolo será referido como "colocação precoce" neste contexto.

O protocolo "precoce" é mais cauteloso e, por isso, é possivelmente mais previsível, embora não existam estudos comparativos que sustentem esta afirmação. Pode oferecer uma vantagem quando é utilizado com protocolos de implantes submersos, porque a cicatrização dos tecidos moles que ocorre entre a extração e a colocação do implante facilita a cobertura do retalho. A escolha do protocolo também depende da dificuldade do caso.

O protocolo "imediato" é mais aplicável se estiver a ser substituído um dente anterior. A extração deve ser relativamente simples, o alvéolo não deve ser demasiado grande para comprometer a estabilidade do implante (Figuras 50) e a colocação de uma restauração temporária deve ser simples. Em contraste, um caso que requeira extracções múltiplas e/ou difíceis e temporização pode ser melhor tratado numa operação cirúrgica separada e dedicada à colocação do implante. A maioria das considerações que se seguem aplicam-se à substituição de dentes anteriores, porque a situação com dentes multirradiculares é normalmente muito mais comprometida devido às cavidades de extração maiores e menos osso apical à cavidade.

Avaliação

A avaliação para a colocação imediata/precoce segue as mesmas directrizes discutidas anteriormente, mas com características adicionais relacionadas com o efeito do alvéolo de extração na colocação do implante. Já foi referido que a área deve estar livre de infeção evidente e, em caso de dúvida, a cirurgia de colocação do implante deve ser adiada e, se necessário, devem ser administrados antibióticos adequados. Os principais factores a avaliar são obtidos a partir de radiografias de boa qualidade com uma ampliação conhecida e incluem

1. Tamanho e forma das raízes
* comprimento
* largura
* cónico
* número de raízes no caso dos molares

2. Suporte ósseo (Figuras 51)
* altura do osso marginal que suporta a raiz do dente
* distância entre o ápice da raiz e o limite anatómico do osso (por exemplo, pavimento do nariz, maxilar
  seio, feixe neurovascular dentário inferior)

3. Dificuldade do procedimento de extração
* elevação simples/forças
* intervenção cirúrgica com remoção de osso

Extração de dentes/raízes
É essencial efetuar a extração do dente/raiz da forma mais atraumática possível, de modo a evitar:
1. Fratura das paredes do alvéolo
2. Perda da placa óssea labial
3. Trauma excessivo na parede do alvéolo que pode levar à necrose do osso ou a uma
   osteíte.

Na maioria dos casos, recomenda-se a utilização de um afrouxamento gradual e cuidadoso e a elevação das raízes com periótomos especificamente concebidos (Figura 52). Estes permitem a dilatação gradual da parte coronal do alvéolo e o rompimento das fibras do ligamento periodontal. O periótomo deve ser trabalhado circunferencialmente à volta da raiz, aprofundando-se gradualmente até o dente ser elevado com pouca força. A extração cuidadosa com fórceps também é permitida, particularmente se pequenos movimentos rotacionais forem eficazes e se puder ser evitada a alavancagem contra a placa óssea vestibular. Em alguns casos, é necessária a exposição do alvéolo através da elevação do retalho, o que permite a inspeção do osso e o efeito das forças transmitidas sobre ele.

A remoção cirúrgica do osso deve ser reduzida ao mínimo e efectuada com irrigação abundante se forem utilizadas brocas. Após a remoção bem sucedida da raiz, qualquer tecido de granulação deve ser curetado do alvéolo e qualquer tecido inflamado da bolsa periodontal deve ser excisado. Alguns clínicos recomendam a curetagem de rotina da parede do alvéolo para remover as fibras residuais do ligamento periodontal, embora existam poucas evidências que apoiem este protocolo. A colocação de implantes deve ser adiada se existirem dúvidas quanto à probabilidade de infeção persistente ou à possibilidade de osteíte devido à remoção traumática da raiz do dente. Nestas circunstâncias e em protocolos planeados de colocação precoce, o tecido mole deve ser fechado o mais possível com suturas. O encerramento dos tecidos moles pode ser facilitado pelo avanço do retalho após a libertação das incisões e a incisão da superfície periosteal do retalho. Se necessário, devem ser administrados antibióticos.

Colocação de implantes
A preparação dos locais de implante nos alvéolos de extração pode não ser tão fácil como parece à primeira vista. Na colocação imediata, o alvéolo terá sido curetado conforme necessário. Com o protocolo de colocação precoce, o tecido mole é elevado para permitir a reinspecção do alvéolo e a remoção de qualquer crescimento de tecido mole.

Qualquer osso entrelaçado deve ser deixado intacto. A preparação cirúrgica (com brocas adaptadas ao sistema que está a ser utilizado) segue mais ou menos a angulação do alvéolo, desde que o dente esteja numa posição satisfatória e que seja aceitável um ângulo de implante através da ponta incisal ou labial a esta (Figuras 50 e 51). No entanto, em alguns casos que envolvem os dentes anteriores do maxilar, o osso no aspeto palatino do alvéolo é o melhor para proporcionar uma boa preparação do local para garantir a estabilidade do implante (Figura 53).

Pode também proporcionar uma maior angulação palatina do implante para facilitar a retenção do parafuso da prótese, se tal for desejável. É útil se a preparação inicial do local for iniciada com uma broca redonda, que penetra facilmente na parede do alvéolo. A perfuração numa superfície angular dentro de um alvéolo é mais difícil do que numa plataforma de crista óssea relativamente plana. Uma sequência padrão de brocas segue a broca redonda e a angulação do local é verificada em relação ao stent e aos dentes opostos. Normalmente é mais difícil verificar a angulação com os indicadores padrão presentes na maioria dos kits cirúrgicos, porque são demasiado curtos e instáveis dentro do alvéolo. A angulação pode sempre ser verificada com uma broca helicoidal retirada da peça de mão.

Na maioria dos casos, é essencial preparar o local apicalmente ao alvéolo natural para garantir que o implante
estabilidade e osseointegração previsível no osso maduro (Figura 51). Em situações em que
se houver pouco ou nenhum osso disponível apicalmente ao alvéolo, deve selecionar-se um implante de maior diâmetro ou adiar o procedimento para permitir uma cicatrização óssea adequada do alvéolo. O nível
da cabeça do implante é normalmente colocada no interior do alvéolo ou ligeiramente apical, de acordo com a
requisitos estéticos. Uma cabeça de implante colocada mais apicalmente reduz frequentemente o tamanho do espaço entre a superfície do implante e a parede do alvéolo (Figura 51), mas existe um

limite para esta estratégia compensatória.

Seleção de implantes

É muito útil sobrepor a radiografia com contornos transparentes do desenho do implante a ser considerado nos vários comprimentos e diâmetros disponíveis. Idealmente, o implante deve ser ligeiramente maior do que a raiz que está a substituir, para garantir um bom ajuste no local preparado dentro do alvéolo e, consequentemente, um elevado grau de estabilidade inicial. Esta é uma das vantagens alegadas de um sistema especificamente concebido para este fim, como o Frialit. O Frialit 2 tem um desenho de cilindro escalonado de vários diâmetros para facilitar a realização destes objectivos (Figura 54).

O outro sistema de implante que é bom nestas situações é o implante de dente único (ST) AstraTech (Figura 55). Este tem um colar cónico mais largo (disponível em diâmetros de 4,5 e 5 mm na parte superior) que permite um bom ajuste na maioria dos alvéolos dentários anteriores, e a porção apical roscada proporciona uma boa estabilidade inicial, especialmente se puder ser estendida para o osso apical ao alvéolo.

Esta última caraterística é a principal forma de obter uma boa estabilidade com implantes de design com rosca paralela. Idealmente, deve haver 4-5 mm de osso sólido apicalmente ao alvéolo para preparar e encaixar um implante de comprimento suficiente. Com implantes de desenho paralelo, existe frequentemente um espaço entre a parte coronal do alvéolo e a superfície do implante (Figuras 50 e 51). O tamanho do espaço é crítico. Um espaço de 1-2 mm deve ser preenchido com osso e deve ocorrer a osseointegração. Quando o espaço é maior, pode ser enxertado, de preferência utilizando osso autógeno recolhido da preparação do local ou de uma área adjacente de osso dador adequado[66] . Além disso, muitas vezes é possível reduzir o tamanho da lacuna comprimindo as paredes do alvéolo com a pressão dos dedos ou fracturando suavemente as paredes coronais finas do alvéolo com um instrumento adequado. A maior parte da discussão anterior aplica-se principalmente à colocação num alvéolo de raiz única anterior e não é normalmente possível com sítios de molares.

A sequência de colocação de implantes em alvéolos de extração é mostrada na (Figuras 56), que ilustra alguns dos pontos acima mencionados e a forma como os diferentes sistemas lidam com esta situação.

Os protocolos de colocação imediata e precoce de implantes podem oferecer resultados altamente previsíveis, que, em ensaios clínicos, demonstraram ser tão bons ou mesmo melhores do que os protocolos tradicionais[67,68] . No entanto, existem muitos factores potenciais que têm de ser apreciados e tidos em conta para se poderem emular estas taxas de sucesso.

TIPOS DE PRÓTESES SUPORTADAS POR IMPLANTES E BIOMECÂNICA EM IMPLANTOLOGIA DENTÁRIA

O plano ideal de tratamento com implantes baseia-se nas necessidades, desejos e compromissos financeiros do paciente. Nem todos os pacientes devem ser tratados com o mesmo tipo ou desenho de restauração. A medicina dentária tradicional oferece frequentemente opções de tratamento limitadas para o paciente desdentado. O dentista não pode adicionar pilares adicionais e o desenho da restauração está diretamente relacionado com as condições orais actuais. Por outro lado, a implantologia dentária pode fornecer uma gama de pilares adicionais. O aumento ósseo modifica ainda mais as condições existentes e afecta o desenho protético final. Como resultado, estão disponíveis várias opções de tratamento para muitos pacientes parcial e totalmente desdentados. Para determinar o desenho da prótese inicial, são avaliados os problemas existentes, para determinar se pretende uma restauração fixa ou amovível. Um axioma do tratamento com implantes é proporcionar o tratamento mais fácil, mais económico e mais previsível que satisfaça as necessidades e desejos do paciente. Uma prótese removível suportada por implantes oferece várias vantagens em relação a uma restauração fixa no paciente completamente desdentado:

1. São necessários menos implantes.
2. As consultas de prótese dentária são menos complicadas e o tratamento é menos dispendioso. Existe
   melhorou a avaliação dos tecidos duros e moles e o acesso para procedimentos de rotina.
3. A manutenção a longo prazo ou o tratamento de complicações é facilitado e os cuidados diários no domicílio
   as condições são melhoradas.
4. A estética é muito mais fácil de controlar para o rebordo labial e dentes de prótese do que para dentes personalizados
   metal ou porcelana. Os contornos labiais podem substituir a largura

e altura ósseas perdidas e suportar
os tecidos moles labiais.

5. A prótese pode ser removida durante a noite, para ajudar a tratar a parafunção ou a sensibilidade do implante.

O doente não deve ser forçado a aceitar uma prótese fixa se estiverem disponíveis próteses amovíveis testadas. No entanto, alguns pacientes completamente edêntulos necessitam de uma restauração fixa devido ao seu desejo ou à sua condição oral. Um axioma comum na prostodontia tradicional para o edentulismo parcial é fornecer uma prótese parcial fixa sempre que aplicável. Quanto menos dentes naturais faltarem, mais indicada é uma prótese parcial fixa. Este cenário também se aplica às próteses sobre implantes no paciente parcialmente edêntulo. Idealmente, a prótese parcial fixa é completamente suportada por implantes, porque isto requer a maior utilização da área de superfície do implante no osso disponível. O doente apresenta-se ao implantodontista para substituir os dentes e não os implantes, mas existe uma relação definida entre a base e a superestrutura. Os implantes servem principalmente como suporte para a restauração pretendida. Consequentemente, a restauração final deve ser visualizada desde o início. Após este primeiro passo importante, são determinadas as áreas individuais de suporte do pilar. Se existirem dentes naturais nessas áreas, estas são avaliadas com os mesmos critérios da prótese tradicional. Se não existirem dentes naturais nas áreas de suporte primário, o osso é avaliado para determinar que tipos de implantes podem ser colocados para suportar a prótese pretendida. Se existirem pilares naturais ou implantes inadequados ou se não puderem ser colocados, as condições orais existentes ou as necessidades e desejos do paciente têm de ser alterados. Por conseguinte, a localização e o número de pilares têm de satisfazer os objectivos da restauração pretendida; caso contrário, a mente ou a boca do paciente têm de ser alteradas.

Em 1988, Misch referiu cinco opções protéticas disponíveis na implantologia dentária[69,70] . As três primeiras opções são restaurações fixas. Podem substituir a dentição parcial ou total e podem ser cimentadas ou aparafusadas. Comum a todas as opções fixas é a impossibilidade de o paciente remover a prótese. Estas opções de restauração fixa dependem da quantidade de estruturas de tecido duro e mole substituídas. Dois tipos de restaurações definitivas são amovíveis e dependem da quantidade de suporte do implante. Tal como a maioria das próteses removíveis tradicionais, são utilizadas principalmente em restaurações de arcada completa.

Classificação protética (Misch)

FP-1 Prótese fixa; substitui apenas a coroa, tem o aspeto de um dente natural.

FP-2 Prótese fixa; substitui a coroa e uma parte da raiz; o contorno da coroa parece normal na metade oclusal, mas é alongado ou hipercontornado na metade gengival.

FP-3 Prótese fixa; substitui coroas e coroa gengival em falta e parte do local edêntulo; a prótese utiliza mais frequentemente dentes de dentadura e acrílico
gengiva, mas pode ser de porcelana a metal.

RP-4 Prótese removível; sobredentadura totalmente suportada por implante.

RP-5 Prótese removível; sobredentadura suportada por tecido mole e implante.

PRÓTESES FIXAS
FP-1
A FP-1 é uma restauração fixa e parece ao paciente substituir apenas a coroa anatómica do dente natural. Normalmente, a perda de tecido duro e mole é mínima. O volume e a posição do osso permitem

frequentemente a colocação ideal do implante numa localização semelhante à raiz de um pilar natural. A restauração final parece muito semelhante em tamanho e contorno à maioria das próteses fixas tradicionais utilizadas para restaurar ou substituir coroas de dentes naturais (Figura 57).

A prótese FP-1 é mais frequentemente desejada na região anterior do maxilar. No entanto, se faltar largura e/ou altura do osso na crista do local edêntulo, é frequentemente necessário um aumento para obter uma coroa de aspeto natural na região cervical. Além disso, uma vez que não existem regiões de papila interdentária nas cristas edêntulas, é necessária uma gengivoplastia após o posicionamento do pilar, de modo a melhorar o contorno gengival. Ignorar este passo resulta em espaços triangulares abertos (onde as papilas estão normalmente presentes) que parecem pretos no paciente com uma linha labial alta quando sorri. A restauração final parece ao paciente como um dente natural e saudável (Figura 58)

Na realidade, o pilar do implante raramente pode ser tratado exatamente como um dente natural preparado para uma coroa completa. Por exemplo, as próteses posteriores suportadas por implantes têm frequentemente mesas oclusais mais estreitas à custa do contorno vestibular, porque a perda óssea facial exige que o implante seja colocado mais para lingual. O contorno lingual é semelhante ao dos dentes naturais. A mesa oclusal é modificada para se adaptar ao tamanho e à posição do implante e para direcionar as forças verticais para o implante. O diâmetro de um incisivo central maxilar é de aproximadamente 8 a 10 mm, com uma secção transversal oval a triangular. O pilar do implante tem normalmente 3 a 4 mm de diâmetro e uma secção transversal redonda. Além disso, a colocação do implante raramente corresponde exatamente à posição coronário-radicular do dente original. O osso vestibular fino que se encontra sobre o aspeto facial de uma raiz remodela-se após a perda do dente, e a largura da crista desloca-se para a língua e diminui 40% a 60% nos primeiros 2 anos[71]. Assim, o implante não pode ser posicionado exatamente como o dente natural tinha sido, mas em vez disso é colocado normalmente para o lado lingual. Para restaurar o pilar do implante para um contorno estético ideal, a porção cervical do dente necessita frequentemente de ser reposicionada facialmente. O dentista restaurador é confrontado com uma decisão estética semelhante para os pônticos de uma prótese fixa. O pôntico lap de crista modificado preenche os requisitos estéticos e de contorno dos dentes em falta. Além disso, o relevo da região palatogengival proporciona um meio aceitável de higiene oral.

Pode ser utilizado exatamente o mesmo desenho de pôntico para um pilar de implante numa situação palatina. Um orifício do pilar no aspeto lingual do "pôntico" liga o pilar do implante à coroa desenhada para o pôntico. Pode passar o fio dentário por baixo da coroa com rebordo modificado (MRL) para remover a placa bacteriana. Um erro comum é colocar a coifa do pilar do implante ou a margem da subestrutura subgengival na porção labial do contorno do pôntico. Isto cria áreas inacessíveis para a manutenção doméstica ao nível dos contornos da coroa MRL. Por conseguinte, são normalmente indicadas margens supragengivais na subestrutura metálica vestibular. O material de restauração de eleição para uma prótese ou coroa FP-1 é a porcelana para metal nobre. O metal nobre permite que a subestrutura seja separada e soldada se não existir um ajuste passivo na prova do metal. Os metais nobres também são menos susceptíveis de causar corrosão do metal, especialmente quando estão presentes margens subgengivais num implante metálico. Qualquer historial de exsudado em torno de uma margem subgengival de metal de base aumentará drasticamente o efeito de corrosão.

FP-2

A prótese fixa FP-2 parece restaurar a coroa anatómica e parte da raiz do dente natural. A quantidade e a localização do osso disponível ditam uma colocação vertical diferente do implante, que é ligeiramente apical em comparação com a junção cemento-esmalte de uma raiz natural. Como resultado, para posicionar a borda incisal na posição correcta, o terço gengival da coroa é sobre-extendido, geralmente apical e lingualmente em relação à posição do dente original. Estas restaurações são semelhantes a dentes com recessão gengival após perda óssea periodontal. O doente e o médico devem estar conscientes, desde o início do tratamento, de que os dentes protéticos finais parecerão mais compridos do que os dentes naturais saudáveis. Se as linhas dos lábios durante o sorriso ou a fala forem favoráveis, os dentes mais compridos geralmente não têm qualquer consequência, desde que o paciente tenha sido informado antes do tratamento (Figura 59)

Um implante colocado na região de embrasure de dois dentes anteriores resultará frequentemente numa restauração FP-2. O resultado mais estético normalmente requer que as duas coroas tenham a largura ideal, como se o implante não estivesse lá. O implante posicionado na região de embrasura colocado demasiado lingual é mais fácil de restaurar do que um inserido demasiado facial. O material de eleição para uma prótese FP-2 é também o metal nobre ou a porcelana. Um try-in de metal é especialmente importante para avaliar a quantidade de porcelana não suportada na prótese final.

FP-3

A FP-3 é uma restauração fixa que parece substituir as coroas dos dentes naturais e a cor do tecido mole. A altura óssea original disponível foi perdida por reabsorção natural ou osteoplastia na altura da cirurgia de implante. De modo a colocar o bordo incisal dos dentes na posição correcta para estética, função, suporte labial e fala, a dimensão vertical excessiva a ser restaurada requer dentes de comprimento não natural. A adição de acrílico ou porcelana de tom gengival para uma aparência mais natural é frequentemente indicada (Figura 60).

Quanto mais tecido gengival for substituído na restauração final, mais provável é que os materiais utilizados para o fabrico sejam metal com acrílico e dentes de dentadura. O custo, a facilidade de construção, a estética, o peso e a capacidade de reparação da restauração são todas vantagens. Podem também proporcionar uma vantagem de alívio de tensões em relação à porcelana para metal, especialmente em relação às forças de impacto geradas pela primeira vez quando os dentes ocluem.

As áreas edêntulas anteriores com perda óssea vertical também apresentam perda de largura óssea. Os implantes são inseridos na face lingual da coroa natural, o que dita contornos não anatómicos para a prótese fixa em altura e contorno cervical. A prótese maxilar é estendida ou justaposta ao tecido, pelo que a fala não é afetada. A restauração mandibular pode ser deixada acima do tecido, semelhante a um pôntico sanitário. Isto facilita ao paciente a higiene oral na mandíbula, especialmente quando o local da permucosa do implante está ao nível do pavimento da boca e da profundidade do vestíbulo. Uma má oclusão esquelética de Classe II ou III de Angle pode ser corrigida com a prótese fixa FP-2 ou FP-3 para recriar padrões oclusais e estéticos ideais. No entanto, a prótese anterior em cantilever deve ser concebida para permitir procedimentos de higiene.

A seleção de uma restauração FP-2 ou FP-3 depende frequentemente da posição da linha labial superior do paciente durante o sorriso ou da posição da linha labial inferior do paciente durante a fala. A cor e os contornos gengivais restaurados dão aos dentes uma aparência mais natural em termos de tamanho e forma. Os implantes colocados demasiado faciais, linguais ou em embrasures são mais fáceis de restaurar quando o osso vertical foi perdido e é indicada uma prótese FP-3, porque mesmo as linhas labiais altas não expõem os pilares do implante. Uma restauração FP-3 tem normalmente rácios coroa/implante maiores em comparação com outros tipos de próteses fixas. É colocado um maior momento de força nas regiões cervicais dos implantes, especialmente durante as excursões oclusais. Como resultado, devem ser considerados pilares de implante adicionais para suportar uma restauração FP-3 em comparação com a FP-1.

PRÓTESES REMOVÍVEIS
Existem dois tipos de próteses removíveis. Os pacientes podem remover a restauração, mas não necessariamente a superestrutura ou os acessórios. A diferença entre estas duas categorias de restaurações amovíveis é a quantidade de suporte do implante. As próteses removíveis sobre implantes mais comuns são as overdentures. As

próteses parciais amovíveis tradicionais com grampos em coroas de pilares de implantes não foram relatadas na literatura com qualquer frequência. Não estão atualmente disponíveis estudos a longo ou a curto prazo. Por outro lado, as sobredentaduras removíveis completas têm sido relatadas como tendo uma longevidade aceitável. Como resultado, as opções protéticas amovíveis são principalmente as sobredentaduras.

RP-4

A RP-4 é uma prótese removível e é completamente suportada pelo implante e pelo dente. Esta opção protética é determinada pelo suporte e não pela quantidade de substituição de tecido duro ou mole. A restauração é rígida quando inserida e os acessórios ligam normalmente a prótese amovível a uma superestrutura de baixo perfil ou a uma barra de tecido que fixa os pilares do implante (Figura 61). Normalmente, são necessários cinco a seis implantes na mandíbula e seis a oito implantes no maxilar para fabricar próteses RP-4 completamente suportadas por implantes em pacientes com critérios dentários adequados.

A prótese RP-4 pode ter o mesmo aspeto que uma restauração FP-1, FP-2 ou FP-3. Pode ser fabricada uma prótese de porcelana para metal com encaixes em coroas de pilar seleccionadas para pacientes com o desejo estético de uma prótese fixa, mas com tensões excessivas que requerem uma restauração removível.

RP-5

A RP-5 é uma prótese amovível que combina implante e suporte de tecido mole. A quantidade de suporte de implante é variável. A sobredentadura mandibular completamente edêntula pode ter dois implantes anteriores esplintados na região do canino para melhorar a retenção, três implantes nas áreas pré-molar e central para também proporcionar estabilidade lateral, ou quatro implantes esplintados com uma barra em cantilever para reduzir as abrasões e limitar a quantidade de cobertura de tecido mole necessária para o suporte. A principal vantagem de uma restauração RP-5 é o custo reduzido. A prótese é muito semelhante às sobredentaduras tradicionais (Figura 62).

A restauração amovível RP-4 ou RP-5 pode permitir a modificação de uma prótese aceitável pré-existente. O implantodontista pode utilizar a restauração como guia para a colocação do implante. O paciente pode usar a prótese durante a fase de cicatrização. Assim que os implantes estiverem descobertos, a superestrutura é fabricada de acordo com as directrizes da restauração existente. Um rebase adapta então a restauração aceitável pré-fabricada à barra de ligação e ao tecido mole. Esta técnica é especialmente indicada para pacientes difíceis de satisfazer com o resultado estético. Pode ser fabricada uma prótese tradicional de tratamento pré-implantar para garantir a satisfação estética do paciente. Uma vez obtida esta satisfação, a prótese existente pode ser convertida para a restauração RP-5.

Princípios da distribuição de forças :

O carácter da distribuição de forças entre os membros de um sistema depende da rigidez/deflexão relativa de cada membro. (Weinberg R, comunicação pessoal). No entanto, existe um paradoxo relativamente ao papel da rigidez e da deformação (flexibilidade) quando se comparam próteses suportadas por dentes e próteses suportadas por múltiplos implantes. Existem diferenças estruturais entre as duas entidades e o meio de suporte (isto é, ligamento periodontal versus osseointegração), que são diametralmente opostas fisiologicamente. A primeira tem a máxima flexibilidade de qualquer parte do sistema, enquanto a segunda, por definição, não tem nenhuma.

As próteses de ambos os sistemas são consideradas rígidas. Uma prótese fixa é normalmente cimentada de forma permanente aos dentes naturais, formando uma unidade estrutural rígida. No entanto, os elementos verticais de cada sistema têm características opostas. As interfaces implante-pilar-prótese introduzem graus mínimos de flexibilidade como resultado da deformação do parafuso de retenção. Estes factores têm um efeito profundo nos conceitos de distribuição de forças quando os sistemas são comparados e introduzem o risco de falha clínica quando os dentes e os implantes são combinados no suporte da prótese sem uma compreensão destas diferenças fundamentais.

Carácter da distribuição de forças :

Uma análise científica da distribuição de forças é estatisticamente indeterminada devido a factores variáveis que impedem a quantificação das medições. Por exemplo, o osso cortical e o osso medular têm elasticidades diferentes. Os parafusos de fixação têm muito mais deflexão (flexibilidade) do que a estrutura da prótese. A intimidade relativa do ajuste da interface da prótese aos pilares irá alterar a distribuição da força. A aplicação de força em cantilever e a localização geométrica das fixações alteram ainda mais a distribuição de forças aos pacientes.

BIOMECÂNICA DOS IMPLANTES

Análise da distribuição de forças :

A análise de elementos finitos do desenho de fixações (ou seja, modelos matemáticos computorizados) lançou luz sobre a distribuição de força com várias configurações de implantes. No entanto, **Brunski salientou** a enormidade do problema ao considerar todas as variáveis envolvidas na avaliação do sistema prótese total-implante-osso in vivo. Na ausência de uma análise quantificada da força, podem ser efectuadas estimativas clinicamente pertinentes da distribuição da força em dentes naturais e sistemas suportados por fixações, com modelos simplificados e/ou pressupostos simplificados. A aproximação simplificada da distribuição de forças é um primeiro passo essencial no diagnóstico e planeamento do tratamento; a discussão que se segue é feita dentro do parâmetro destas limitações.

Definições :

Mecromovimento : Movimento de um dente ou componente de prótese superior a 0,5 mm e facilmente observável.

Micromovimento : Movimento de um componente de um dente, prótese ou sistema de implante de 0,1 a 0,5 mm e não facilmente observável, mas sujeito a medição.

Micromovimento : Um termo (cunhado aqui) para descrever o movimento de nível angstrom (microscópico) abaixo de 100 µm (menos de 0,1 mm) que não é observável ou sujeito a medição in vivo por meios comuns.

Distribuição de forças com dentes naturais :
Devido ao micromovimento permitido pelo ligamento periodontal, bem como à forma da própria raiz, a força oclusal vertical (O) produz uma linha de força resultante (F) que tem o seu centro de rotação (CR) localizado na área do terço apical.

Área de impacto: A área de impacto é o contacto cúspide dos dentes opostos. A linha de força resultante é sempre perpendicular à área de impacto. Portanto, um contacto cúspide-fossa produz uma força vertical, enquanto um contacto cúspide-inclinação produz forças laterais. Por exemplo, quando uma força vertical é aplicada à inclinação da cúspide vestibular, a linha de força resultante, perpendicular a essa inclinação, cai a uma grande distância (D) do centro ou rotação do dente.

Torque. A força lateral é expressa como torque, que é a força multiplicada pela distância perpendicular do centro de rotação. A força lateral pode ser efetivamente diminuída pela redução da inclinação da cúspide da área de impacto, de modo que a linha de força resultante passe mais perto do centro de rotação do dente. Forças de compressão e tração são exercidas sobre o ligamento periodontal à medida que o dente apresenta micromovimentos em torno do centro de rotação. O comprimento da raiz aumenta significativamente a distribuição de força para o osso alveolar.

Distribuição de forças com implantes :
Módulo de elasticidade do osso: O módulo de elasticidade do osso permite um grau de deflexão medido em microns. (As fixações de titânio são mais rígidas do que o osso de revestimento). No entanto, os

implantes osseointegrados não têm micromovimento (como o permitido por um ligamento periodontal) suficiente para causar uma distribuição de força igual à dos dentes naturais.

Torque. Devido à falta de micromovimento dos implantes, a maior parte da distribuição da força concentra-se na crista do rebordo. A força vertical nos implantes cilíndricos concentrar-se-ia no ápice, enquanto os implantes roscados produziriam uma força crestal e apical no osso. As forças laterais em ambos os desenhos resultariam numa distribuição da força na crista. (Em todas as ilustrações é utilizado um dispositivo de fixação do tipo parafuso para simplificar; no entanto, a discussão também se aplica ao desenho cilíndrico).

A força vertical (O) numa inclinação da cúspide produziria uma linha de força resultante (F) perpendicular à área de impacto. A distância perpendicular (D) da crista da crista, multiplicada pela força resultante (F), é o valor do binário, que se concentra na crista da crista em vez de se distribuir ao longo das superfícies do implante, como acontece nos dentes naturais. Este conceito é consistente com a perda óssea encontrada nos implantes, que se inicia quase sempre na crista da crista.

Redução do binário : As inclinações das cúspides podem ser reduzidas, o que achatará a área de impacto, produzindo assim uma linha de força resultante mais vertical. A distância perpendicular (d) da crista da crista à linha de força resultante é reduzida, reduzindo assim efetivamente o binário (força lateral) no osso da crista. Deve ser criada uma verdadeira relação cúspide-fossa em oclusão cêntrica, sem contacto nas relações do lado de trabalho ou de equilíbrio, sempre que possível.

Alteração da área de impacto anterior :
A restauração maxilar unitária é vulnerável ao afrouxamento do parafuso de retenção (independentemente do desenho, é essencial um ajuste preciso da interface). A área de impacto oclusal produz normalmente uma linha de força resultante inclinada (F) devido à sobreposição vertical dos incisivos. São produzidos níveis elevados de

binário no parafuso de retenção (FxD). A orientação opcional do implante, bem como uma alteração terapêutica na área de impacto oclusal, reduz eficazmente o torque. A linha de força resultante pode ser redireccionada mais verticalmente, alterando a área de impacto oclusal para proporcionar uma paragem horizontal. A linha de força resultante está mais alinhada com a orientação do implante e o seu osso de suporte, reduzindo assim eficazmente o binário no parafuso de retenção e no osso alveolar. Em geral, a localização e a área de impacto (inclinação) devem ser seriamente consideradas na fase de restauração das próteses implanto-suportadas. A distribuição de forças favorável associada a dentes naturais esplintados) não se aplica a próteses suportadas por implantes múltiplos. A mobilidade micrónica da osteointegração (menos de 100 µm) tende a concentrar a distribuição da força na área de aplicação da força.

Localização da zona de impacto :
Localização bucolingual da área de impacto: A localização bucolingual da área de impacto está sob o controlo do clínico. Nas áreas posteriores do maxilar, o implante é mais frequentemente colocado lingualmente e ligeiramente inclinado devido à topografia óssea. Quando é utilizada uma oclusão vestíbulo-lingual normal, mesmo com uma inclinação reduzida da cúspide, tal como referido anteriormente, a linha de força resultante (F) cai a uma certa distância (D) da crista óssea. Isso produz um torque indesejado. Quando os dentes estão dispostos em relação de mordida cruzada, a força oclusal exercida na mesma inclinação da cúspide produz uma linha de força resultante que cai muito mais perto do osso da crista (d), reduzindo assim o torque.

Nível vertical da crista do rebordo residual: A distância vertical entre a extremidade oclusal do implante e a área de impacto oclusal é significativa porque representa um braço nivelado com o fulcro na crista do rebordo alveolar. Os implantes maxilares posteriores estão normalmente inclinados para palatino devido aos ditames da anatomia óssea. A força oclusal aplicada a uma inclinação relativamente plana da cúspide produz uma linha de força resultante que é inclinada em relação à orientação do dispositivo de fixação. Mesmo com inclinações de cúspide relativamente planas e uma inclinação palatina mínima do implante, à medida que o nível vertical da crista do rebordo residual se move superiormente, a distância da linha de força resultante até à crista do rebordo aumenta. Isto aumenta o torque lateral no osso da crista.

Na maioria dos implantes, a linha de força resultante do contacto oclusal raramente se encontra no eixo longo do próprio implante. Quanto maior for a distância entre o contacto oclusal e a crista óssea, maior será o binário lateral exercido sobre a crista óssea. À medida que a inclinação palatina do implante aumenta e/ou a linha de força resultante se torna mais inclinada, mais exagerado é o aumento do binário, uma vez que a crista do osso residual está localizada mais apicalmente (X, Y, Z).

Em resumo, o micromovimento do ligamento periodontal permite a distribuição de forças ao longo das superfícies das raízes dos dentes naturais em torno do centro de rotação no terço apical. Um implante osseointegrado não tem um micromovimento equivalente; por conseguinte, as forças concentram-se na crista do rebordo. O binário pode ser reduzido no implante criando verdadeiras relações oclusais cúspide-fossa e/ou diminuindo a inclinação da área de impacto oclusal. A alteração da relação oclusal (tal como uma mordida cruzada) proporciona um contacto mais alinhado com o implante do que lateral ao mesmo. O contacto excêntrico lateral numa prótese posterior suportada por implantes deve ser eliminado sempre que possível. O nível vertical da localização do implante é ditado pela anatomia. Quanto maior for a distância implante-oclusal, maior será o torque produzido no osso da crista.

Distribuição de forças com dentes naturais esplintados:
Uma análise detalhada da distribuição de forças com dentes naturais esplintados já foi apresentada anteriormente. Por conseguinte, apenas serão efectuadas comparações relacionadas com configurações semelhantes envolvendo próteses suportadas por múltiplos implantes.

Produção de força lateral: O movimento de mastigação tem uma componente lateral que é exercida sobre os dentes através do bolo alimentar, quer os dentes estejam ou não em contacto. Quando o bolo alimentar já não pode escapar por deformação, exerce uma força lateral sobre os dentes semelhante à que exerceria se os dentes estivessem juntos. No entanto, durante o bruxismo, uma ligeira elevação do canino elimina o torque lateral nos implantes posteriores e é aconselhável. A exceção seria quando o osso alveolar pobre suporta um canino natural, ou quando a localização do canino é um local de implante.

Dentes naturais esplintados: a força oclusal sobre a inclinação vestibular e a inclinação lingual da cúspide do dente amandibular produz uma linha de força resultante inclinada lingualmente (na arcada maxilar, a linha de força resultante é inclinada bucalmente). Numa arcada reta, splint de múltiplos dentes, se uma força oclusal for aplicada apenas no primeiro pré-molar (bolus duro), a linha de força resultante inclinada lingualmente iniciaria o micromovimento em torno do centro vertical de rotação localizado no pilar médio. As fibras periodontais distribuiriam as forças de compressão, tensão e rotação em todas as raízes. Entretanto, se um bolo duro aplicar força apenas no pilar médio (O), todos os dentes tenderiam a girar para lingual (setas) em torno do centro de rotação horizontal, passando pelo terço apical de todos os dentes. A força seria distribuída de forma mais simples, como uma compressão ou tensão no ligamento periodontal, dependendo da localização em relação ao centro de rotação.

Distribuição de forças em próteses suportadas por múltiplos implantes :

A distribuição de forças com próteses suportadas por implantes múltiplos é completamente diferente do que com dentes naturais. A força oclusal no primeiro pré-molar, como anteriormente, produz uma linha de força resultante inclinada para lingual semelhante. No entanto, o osso da crista desse dente absorve a maior parte da força. A força interna nos parafusos de retenção e o seu efeito na distribuição da força serão discutidos mais tarde. Quando a força de impacto oclusal é exercida no dente do meio da prótese implanto-suportada, semelhante

a uma tala de dente natural mostrada na figura, a linha de força
resultante com inclinação lingual distribui a maior parte da força para a
crista do osso alveolar do implante do meio, com pouca distribuição
para os locais de implante adjacentes.

Micromovimento e distribuição de forças: Nas próteses suportadas
por múltiplos implantes, aplica-se o mesmo princípio que se aplica a
um único implante, ou seja, na ausência de micromovimento
proporcionado pelo ligamento periodontal, não existe uma distribuição
de forças efectiva para múltiplos implantes na mesma prótese. Isto
deve-se ao facto de a prótese ser rígida e os implantes e o osso terem
apenas um micromovimento, que não é suficientemente grande para
distribuir eficazmente a força por todos os implantes. No entanto, pode
ocorrer uma transmissão de força de várias estruturas devido à
deformação dos parafusos de retenção e a uma possível sobrecarga
causada por um mau ajuste da interface entre a prótese e os pilares.

Deformação do parafuso de retenção e distribuição da tensão:
Devido ao seu tamanho reduzido e composição metalúrgica, os
parafusos de retenção do pilar e da prótese permitem uma maior
deflexão (flexibilidade) do que outros membros do sistema total
prótese-fixação-investimento ósseo. Qualquer que seja a transmissão de
força que ocorra entre múltiplos implantes, a sua origem está na
deformação (flexibilidade) dos parafusos de retenção. No entanto, isto
é extremamente difícil de quantificar em pilares múltiplos.

Rangert et al verificaram que a deformação do parafuso de retenção
permitiu uma depressão vertical de 100 μm (0,1 mm) de um dente
natural que foi esplintado num modelo experimental. É discutível se
100 μm de movimento vertical é suficiente para distribuir uma força
clinicamente significativa ao ligamento periodontal. Certamente 100
μm de movimento lateral não é suficiente para distribuir força ao
ligamento periodontal, porque o movimento "normal" do dente está na
faixa de 0,5 mm (previamente definido neste texto como
micromovimento, que distribui o stress).

Módulo de elasticidade dos parafusos de retenção de ouro :

Os parafusos de retenção de ouro não são rígidos. Isto pode ser demonstrado aparafusando um molde rígido de cerâmica metálica de múltiplos implantes com diferentes padrões de aperto dos parafusos de ouro. As alterações ocorrem na interface pilar / coifa de ouro não porque o material rígido de cerâmica metálica se flexiona, mas porque os parafusos de ouro podem alongar-se. Os parafusos de ouro são, portanto, a parte mais "flexível" do sistema e permitem um micromovimento suficiente para distribuir a força (para os encaixes). No entanto, tal como demonstrado pela experiência *de Rangert et al*, a magnitude da deflexão dos parafusos de retenção (pilar e parafusos de ouro) está no extremo inferior da gama de micromovimento, aqui definida como 0,1 a 0,5 mm. Enquanto se aguarda a análise de elementos finitos tridimensionais de próteses suportadas por várias fixações, não se sabe em que intervalo de deflexão de microns a transmissão de força será efetivamente transmitida a todas as fixações.

Distribuição da força resultante: Se for aplicada uma força oclusal à forma vestibular do dente médio de uma prótese suportada por múltiplos implantes, será gerada uma linha de força resultante lingual. O grau de distribuição da força para os implantes adjacentes depende da elasticidade relativa dos parafusos de ouro e do ajuste da interface de todos os componentes do sistema. Ao longo de um período de tempo, será distribuída mais força aos implantes adjacentes (setas) devido ao micromovimento dos parafusos de ouro. Para evitar a fratura não detectada do parafuso de ouro causada pela fadiga do metal, com possível sobrecarga dos restantes implantes, é aconselhável substituir os parafusos de ouro durante a vida útil da restauração. As próteses cantileverizadas ou os pilares angulados colocam maior tensão nos parafusos de ouro e nos parafusos do pilar de titânio mais rígidos.

Como mostra a fig.6b, uma força oclusal que resulta numa linha de força vestibular ou lingual cria uma força de cisalhamento no parafuso de retenção de ouro, no parafuso do pilar de titânio e na porção superior do próprio implante. Para evitar o afrouxamento e/ou a quebra, vários factores são significativos: 1) inclinação da área de impacto (inclinações das cúspides); 2) distância vertical do impacto oclusal ao implante e ao pilar; 3) localização da área de impacto lateral ao eixo do implante; e 4) a inclinação do implante relativamente à linha de força gerada pela área de impacto (oclusão).

Mecanismo de distribuição de forças na interface :
O parafuso de retenção de ouro tem de ser apertado o suficiente (10 Ncm) para pré-carregar a interface entre a prótese (cilindro de ouro) e o pilar. Desde que a aplicação de força não exceda o valor de pré-carga da interface prótese-pilar, a interface suporta a carga. Assim, a pré-carga da interface pilar-prótese limita efetivamente a força de corte no parafuso de retenção. Se o valor de pré-carga for excedido, a interface começará a abrir-se à medida que o parafuso de ouro se deforma e suporta uma carga crescente até à fratura. Neste caso, a carga é então transferida para as restantes fixações, com a possibilidade de sobrecarga.

Aperto do parafuso de ouro: Se o parafuso de ouro não estiver suficientemente apertado, é necessária menos força oclusal para separar a interface, o que pode carregar diretamente o parafuso de ouro. O parafuso de ouro pode ficar deformado ou partir-se devido a uma pré-carga insuficiente e/ou a um mau ajuste da interface. Um aperto excessivo pode retirar as roscas e deformar o parafuso de ouro.

O efeito de um pilar-prótese deficiente

Ajuste da interface
Um mau ajuste da interface pilar-prótese pode colocar mais tensão de cisalhamento no parafuso de retenção de ouro do que aquele para o qual foi concebido. Quando o ajuste da interface é defeituoso, a linha de força oclusal resultante não é resistida de forma óptima pela interface pilar-prótese. Embora alguma força seja distribuída para o pilar no

ponto de contacto, é exercida uma força de corte excessiva diretamente no parafuso de ouro.

Prótese suportada por implantes múltiplos: Como foi referido anteriormente, um mau ajuste da interface leva a uma elevada incidência de fadiga do metal do parafuso de ouro e eventual falha. Em restaurações de um único dente, o afrouxamento e a falha do parafuso de ouro tornam-se clinicamente óbvios. No entanto, em próteses suportadas por múltiplos implantes, o mau ajuste da interface e a subsequente falha do parafuso de retenção de ouro deslocam a carga oclusal para os locais onde existe um bom ajuste da interface pré-carregada. Como resultado, os restantes implantes podem ser sujeitos a uma sobrecarga oclusal. Isto é particularmente crítico se a falha do parafuso de ouro ocorrer num pilar distal. É criado um braço de alavanca que coloca uma maior carga na configuração adjacente de fixação-pilar-prótese.

Parafuso do pilar de titânio: Os parafusos do pilar de titânio são mais fortes do que os parafusos de retenção de ouro (cilindro). Por conseguinte, a fadiga do metal produzirá normalmente a falha do parafuso de ouro antes de o parafuso do pilar de titânio ser afetado.

Pilar de um só dente: um mau ajuste da interface causa normalmente o afrouxamento ou fratura do parafuso de retenção e falha contínua. Quando é necessária uma restauração do tipo pilar UCLA, devem ser utilizados cilindros pré-fabricados em vez de casquilhos de cera de plástico, que são de ajuste sensível à técnica. Vários factores podem reduzir a tensão de cisalhamento nos parafusos de retenção: 1) redução da inclinação da área de impacto; 2) estreitamento da mesa oclusal, e/ou mover a área de contacto oclusal mais em linha com a localização do implante (mordida cruzada); 3) melhor orientação do implante com a utilização de tomografia computorizada e guias cirúrgicos, e 4) alteração da área de impacto para restaurações anteriores de dentes unitários maxilares.

Força da componente vertical :
A força do componente vertical (O) no implante distal de uma prótese

em consola resulta na maior parte da força distribuída para esse implante. Se o implante for cilíndrico, a força concentra-se no ápice; se tiver uma configuração semelhante a um parafuso, a força concentra-se nos bordos exteriores das roscas do parafuso. A força do componente vertical no cantilever, no entanto, tenderá a ter uma força dirigida apicalmente no implante distal (distribuída como acima) e uma força dirigida oclusalmente na prótese anterior a ele. Esta distribuição de forças é criada pelo micromovimento entre a prótese, os pilares e os implantes, resultante do alongamento do parafuso de retenção e não do movimento do implante no osso.

Importância da mobilidade diferencial em dentes naturais esplintados:
Quando dentes naturais móveis são esplintados em dentes firmes, o padrão de transmissão de força depende do grau de mobilidade diferencial entre os dentes, sua localização estratégica e a direção e ponto de aplicação da força. Se os dentes macromóveis (classe II, macromobilidade) estiverem circundados por dentes firmes (classe I, micromobilidade), os dentes móveis fracos são esplintados de forma protetora. Quanto maior a diferença de mobilidade entre os dentes fortes e fracos, mais a força é distribuída para os dentes firmes e relativamente pouco para os dentes mais móveis.

Por exemplo, uma força lateral aplicada ao pilar posterior firme inicia uma rotação em torno do centro de rotação localizado aproximadamente no canino firme daquele lado. No entanto, a força lateral é distribuída apenas para os dentes firmes restantes, com apenas um pouco para os dentes pré-molares mais móveis incluídos na tala, devido à sua alta mobilidade diferencial.

Pilar Terminal Móvel : Os pilares terminais móveis criam problemas clínicos e de diagnóstico especiais devido à elevada mobilidade diferencial entre os pilares e à sua localização estratégica. Quando os pilares terminais de dentes esplintados têm uma elevada mobilidade diferencial, a força lateral inicia uma rotação em torno do canino firme desse lado. No entanto, o pilar terminal móvel cria uma vantagem mecânica do braço de alavanca que pode causar uma falha metalúrgica da prótese, o afrouxamento das peças fundidas nos dentes anteriores e / ou a rutura periodontal dos dentes anteriores firmes.

Em resumo, a transmissão de força depende do micromovimento. A mobilidade diferencial entre pilares de dentes naturais distribui a força desproporcionalmente para os dentes firmes. Os pilares posteriores móveis dentro de um splint multi-dentário podem causar forças de sobrecarga do braço de alavanca nos pilares anteriores fortes.

Prótese combinada com implantes e dentes naturais :
Considerações clínicas : A maioria dos clínicos concorda que, sempre que possível, o implante suportado

As próteses devem ser de pé livre. Os procedimentos de montagem são simplificados e a grande diferença na mobilidade diferencial complica o diagnóstico. No entanto, na conceção de próteses combinadas, a intrusão de dentes naturais tende a separar verticalmente os encaixes internos e/ou coifas telescópicas. As forças laterais de trabalho posteriores e a orientação incisal anterior tendem a produzir uma força resultante inclinada para vestibular na arcada maxilar. O que pode produzir uma separação horizontal das próteses. Os dentes maxilares naturais esplintados podem afastar-se para vestibular das próteses implanto-suportadas adjacentes. A diminuição da orientação incisal e das inclinações das cúspides posteriores, bem como uma disposição oclusal vestíbulo-lingual óptima podem reduzir eficazmente este perigo.

Na mandíbula, as linhas de força resultantes são normalmente direccionadas para a língua e têm menos tendência para separar horizontalmente as próteses componentes. No entanto, as próteses combinadas implanto-suportadas podem ser clinicamente necessárias, o que requer uma avaliação de diagnóstico devido à grande diferença na mobilidade diferencial. Também devem ser utilizados métodos para evitar a separação. Ao combinar uma prótese fixa recuperável suportada por implantes com dentes naturais, podem ser utilizados encaixes internos ou coifas telescópicas.

Anexos internos : Uma vez que a prótese implanto-suportada é fixa e recuperável, a parte fêmea do encaixe está localizada na coroa do dente natural. No entanto, os dentes naturais podem ser intruídos verticalmente nos alvéolos, deixando a porção macho do encaixe extrudida oclusalmente. Para evitar isto, pode adicionar um pino em forma de U ao encaixe interno.

Fixação de pino em forma de U : Um pino em forma de U pode ser colocado através da interface entre o encaixe interno macho e fêmea (a partir do aspeto lingual). São necessários procedimentos laboratoriais especiais para os encaixes de semi-precisão ou precisão. Uma vez que a relação macho e fêmea é tão precisa, sugere-se que o pino em forma de U seja colocado durante a cimentação.

Coifas telescópicas: Uma técnica alternativa para combinar dentes naturais e próteses suportadas por implantes utiliza coifas de subestrutura que são permanentemente cimentadas aos dentes naturais. As coifas telescópicas da superestrutura sobre os dentes naturais são fixadas à prótese fixa e recuperável suportada por implantes. A coifa telescópica da superestrutura é temporariamente cimentada à coifa do dente natural; a porção do implante da prótese é aparafusada (fig. 10b). Podem ocorrer alguns problemas clínicos: 1) As coifas telescópicas podem separar-se e o dente natural pode ser intruduzido verticalmente no osso alveolar; 2) o cimento temporário entre as coifas telescópicas pode endurecer e impedir a separação; e 3) podem ocorrer cáries secundárias.

Transmissão de forças em dentes naturais e próteses implanto-suportadas :

Mobilidade diferencial :

A discussão sobre a mobilidade diferencial dos dentes e o seu efeito na distribuição de forças não se aplica à comparação entre dentes naturais e implantes envolvidos na mesma prótese. Como já foi referido anteriormente, o micromovimento é essencial para a distribuição de forças. A osteointegração, por definição, não permite qualquer movimento para além dos módulos de elasticidade do osso medidos em microns.

Efeito de braço de alavanca: Os encaixes internos ou o fabrico de próteses telescópicas que envolvem muitos dentes naturais esplintados não suportam os implantes. É o inverso: os implantes suportam os dentes naturais. dois implantes posteriores com um longo pôntico ligado. Os dentes anteriores esplintados fornecem uma fixação interna erroneamente destinada a suportar a prótese implanto-suportada posterior. O apoio mútuo só teria lugar se os dentes naturais estivessem no lugar dos implantes. Nesse caso, o micromovimento de todos os dentes facilitaria o apoio mútuo e a distribuição de forças. A estrutura mais rígida proporciona a melhor transmissão de forças.

No entanto, uma vez que os implantes não fornecem qualquer micromovimento (apenas micromovimentos inferiores a 100 µm), o movimento normal do splint anterior exerce uma força enorme através do longo braço de alavanca do pôntico. A configuração da prótese deve ser redesenhada para reduzir o stress nas interfaces osseointegradas.

Novos princípios de conceção de próteses combinadas :
Braço de alavanca do implante reduzido: Devem ser aplicados os seguintes princípios:

1. Um pôntico em cantilever estendido a partir de uma prótese autónoma suportada por implantes nunca deve exceder o que pode ser suportado apenas pelos implantes.
2. A fixação de dentes naturais esplintados a um cantilever suportado por implantes aumenta a carga sobre os implantes em vez de os suportar.
3. Os implantes suportam os dentes e não o contrário.
4. Quando combinar dentes naturais esplintados com uma prótese implanto-suportada, o braço de alavanca na porção implanto-suportada deve ser reduzido o mais possível (ou seja, mais curto do que se fosse uma prótese autónoma).

5. Um pôntico em cantilever deve ser estendido a partir dos dentes naturais esplintados, tanto quanto apropriado, como se fosse independente.

6. O método de fixação entre as duas próteses deve ser relativamente não rígido (ou seja, semiprecisão com ou sem um pino em forma de U).

7. Os encaixes rígidos (por exemplo, encaixes de precisão, encaixes de parafuso em cantilever) causam uma possível sobrecarga do braço de alavanca nos implantes.

Conceção da prótese combinada: A conceção incorrecta deve ser modificada aplicando os princípios acima referidos. Os pônticos cantileveres são estendidos a partir de cada segmento que pode ser suportado pelos respectivos dentes naturais e implantes. A fixação interna entre os dois não deve ser demasiado rígida e é concebida para evitar a separação horizontal em vez da distribuição de forças. Este desenho reduz a tensão sobre os implantes sem sobrecarregar os dentes naturais.

Para concluir, na medicina dentária tradicional a restauração reflecte as condições orais existentes do paciente. Os pilares naturais existentes são avaliados em primeiro lugar e é fabricada uma restauração fixa ou amovível em conformidade. A dentisteria com implantes é única porque pode ser adicionada uma base de suporte para um resultado protético desejado. As necessidades e os desejos do paciente são determinados em primeiro lugar. Em seguida, é concebida a prótese que satisfaz estes objectivos e elimina os problemas existentes. A prótese pode ser fixa ou amovível.

Se for utilizado apenas um sistema de implante para todos os pacientes, o mesmo cenário cirúrgico e protético repete-se invariavelmente. Por exemplo, se for utilizada uma placa óssea mandibular tradicional em todas as mandíbulas edêntulas, não só o implante e a cirurgia são semelhantes, independentemente das condições intra-orais ou extra-orais, como também resulta sempre uma prótese RP-5, independentemente das necessidades e desejos do paciente. Os benefícios reais da implantologia dentária só podem ser realizados quando a prótese é discutida e determinada em primeiro lugar. Uma abordagem de tratamento organizada com base na prótese permite resultados previsíveis da terapia. Estão disponíveis cinco opções protéticas na implantologia dentária. Três restaurações são fixas e variam na quantidade de tecido duro e mole substituído; duas são amovíveis e baseiam-se na quantidade de suporte para a restauração (Figura 63). A quantidade de suporte necessária para uma prótese de implante deve ser inicialmente projectada de forma semelhante às restaurações tradicionais suportadas por dentes. Assim que a prótese pretendida for projectada, podem ser estabelecidos os implantes e o tratamento em torno deste resultado específico.

OPÇÕES PROTÉTICAS EM IMPLANTOLOGIA PRÓTESE SOBRE IMPLANTES DE UM ÚNICO DENTE

O tratamento protético não se limita apenas à fase final do tratamento com implantes. O planeamento do tratamento é muito importante para que seja tomada a decisão correcta relativamente à adequação do tratamento com implantes em relação às técnicas convencionais e à conveniência de uma visão clara do resultado final desejado antes da colocação do implante. Nunca é demais sublinhar a importância de enceramentos ou restaurações de diagnóstico realistas e stents cirúrgicos. É também essencial que sejam fornecidas restaurações provisórias que possam funcionar e ser adaptadas durante as fases de colocação e exposição do implante. Quer seja um operador a efetuar o tratamento com implantes do início ao fim, quer sejam diferentes dentistas a realizar as fases cirúrgica e protética, é obrigatória a contribuição protética desde o início.

Em muitos aspectos, o tratamento protético de um único dente é simples se o planeamento e a colocação do implante forem correctos. No entanto, com um mau posicionamento ou planeamento do implante, a correção protética do erro para obter um resultado aceitável pode ser impossível. A restauração de implantes de um só dente pode, por isso, ser a mais fácil e a mais exigente de todas as restaurações com implantes. A escolha do pilar de dente único adequado é um dos factores protéticos mais importantes.

TIPOS DE PILARES

Todos os fabricantes produzem uma variedade de pilares adequados para restaurações de um só dente. Os pilares fixam a coroa ao implante e evitam a rotação entre os componentes. São necessários muitos tipos diferentes para permitir variações em factores como a posição do implante, angulações, profundidade e contornos dos tecidos moles e ainda assim conseguir um resultado final estético. A restauração final necessita do perfil de emergência correto para suportar e contornar o tecido mole. Isto pode exigir uma transição de um implante padrão de 4 mm de diâmetro para o colo de 7 mm de largura de um dente incisivo central numa dimensão vertical de apenas alguns milímetros (Figura 64). O pilar tem de resistir às cargas convencionais de compressão e tração e às forças de rotação, uma vez que não será unido a outros implantes ou dentes. Existem poucas situações em que é aceitável que uma restauração de dente único mostre metal na margem gengival e, por isso, deve haver adaptabilidade no desenho do pilar para permitir uma colocação estética da margem. A maioria das restaurações de dentes unitários anteriores será cimentada no pilar, o que permitirá ultrapassar quaisquer problemas que possam existir com as trajectórias labiais de inserção.

Os pilares para restaurações de dentes unitários dividem-se nas seguintes categorias[73] :

- Pilares standard
- Pilares preparáveis
- Pilares totalmente personalizados
- Pilares gerados por computador
- Pilares em cerâmica
- Pilares para coroas aparafusadas

Pilares standard

A maioria dos tipos de implantes tem um pilar pré-fabricado, normalmente feito de titânio. Existem normalmente duas peças, com um pilar que encaixa na cabeça do implante e um parafuso de pilar separado que pode ser de liga de titânio ou de liga de ouro. São oferecidas várias alturas, com um colar liso que se estende desde a cabeça do implante até à margem para a coroa (Figuras 65). Para facilitar o fabrico, são produzidas coifas de impressão correspondentes, coifas temporárias, análogos de laboratório e cilindros de ouro e porcelana. A técnica padrão é ilustrada na (Figura 67).

No caso do implante Nobel Biocare, o pilar CeraOne encaixa na parte superior plana e encaixa no hexágono elevado para proporcionar anti-rotação ao pilar. Tal como acontece com todos os desenhos de implantes de topo plano, é essencial que o pilar assente corretamente na cabeça do implante, pelo que é necessária uma radiografia de verificação (Figura 66). O pilar é fixado ao implante por um parafuso de liga de ouro que é apertado na posição com um torque de 32 N. cm para um implante de plataforma regular, assim que o assentamento tiver sido confirmado. Para atingir este nível exato de torque, é essencial um dispositivo mecânico, como um controlador de torque eletrónico, e o pilar tem de ser mantido com um contra-torque. Os parafusos do pilar do implante de plataforma estreita são apertados a 20 N.cm e os parafusos do pilar de plataforma larga a 45 N.cm[74] .

Os pilares de implante com cabeça cónica (AstraTech, Frialit e Straumann) têm uma superfície de encaixe cónica adequada, mas também um elemento anti-rotacional para conferir ao pilar resistência às forças de rotação. Este elemento encontra-se na extremidade do cone, na parte mais profunda do implante, e é essencial que segure o pilar e tente rodá-lo antes de apertar o parafuso, para garantir que o pilar fica totalmente assente[75] . Normalmente não é necessária uma radiografia de verificação, mas pode ser utilizada se houver alguma dúvida de que o pilar não assentou corretamente. A parte coronal dos pilares de um só dente tem de proporcionar uma retenção adequada e uma forma de resistência para que a coroa seja retida por cimento no pilar. São normalmente de forma cilíndrica, com lados paralelos ou com uma ligeira conicidade. É necessária uma faceta plana para proporcionar resistência à rotação.

O pilar Nobel Biocare CeraOne é um cilindro hexagonal de faces paralelas, que proporciona uma retenção e estabilidade consideráveis às forças de rotação da coroa. A precisão de encaixe destas restaurações, particularmente quando utiliza os cilindros de ouro combinados, é tal

que pode encontrar dificuldades quando as cimenta em posição e pode ser necessário cimentos com uma viscosidade baixa ou a colocação de um orifício de ventilação. Outros desenhos, como o Astra Tech ST (dente único), têm espaço entre o pilar e a coroa para permitir a libertação do cimento. As cabeças de pilar cónicas, como o pilar sólido Straumann ou o pilar Frialit 2 MH 6, devem
não oferecem tanta resistência ao assentamento como os pilares de faces paralelas.

As coifas de impressão combinadas para todos os desenhos são de plástico de encaixe simples que podem ser apanhadas num material de impressão. Os cilindros de ouro fornecidos foram concebidos para que a cera seja construída até ao contorno necessário para uma coroa metalo-cerâmica convencional. Em alternativa, estão disponíveis coifas de plástico "queimadas" que produzem um resultado semelhante. Alguns fabricantes produzem coifas de porcelana sobre as quais pode ser queimada porcelana convencional.

VantagensZindicações dos pilares standard
• Simples de utilizar.
• Pouco tempo de laboratório e de cadeira.
• Ajuste e retenção previsíveis para a coroa.
• Utilize em casos "simples" em que o espaço ideal e a orientação do implante tenham sido
  alcançada.

DesvantagensZcontra-indicações dos pilares standard
• A margem da coroa não segue o contorno gengival.
• Não pode ser personalizado para a orientação do implante ou características anatómicas - particularmente não
  adequado para implantes muito inclinados para a inteligência.

Pilares preparáveis
A ligação ao implante com estes pilares é a mesma que com os pilares normais. O elemento de retenção para a coroa é um bloco de metal que

pode ser personalizado para obter um contorno de preparação "ideal" (figura 68). Os pilares são fornecidos numa variedade de diâmetros que correspondem aproximadamente às dimensões dos incisivos laterais e inferiores superiores (4-4,5 mm), incisivos centrais superiores, caninos e pré-molares (5,5 mm) e dentes molares (6,5-7 mm).

Um colarinho liso estende-se da cabeça do implante até esta dimensão. É tirada uma impressão da cabeça do implante e é feito um modelo com uma réplica de silicone dos tecidos moles (ver secção posterior sobre técnicas laboratoriais). O pilar é preparado com instrumentos de alta velocidade, pelo dentista ou pelo técnico de prótese dentária. O metal pode ser cortado para obter uma preparação comparável a uma preparação de coroa convencional. A margem gengival pode seguir os contornos gengivais e ser colocada subgengivalmente nos lados vestibular e proximal, mas pode ser supragengival palatalmente. Deve ser criado espaço suficiente para permitir espaço suficiente para a coroa.

A superfície metálica que será coberta pela coroa pode ser deixada com um acabamento grosseiro para ajudar
A coroa tem uma retenção de água e não precisa de ser polida, mas qualquer metal que esteja em contacto com o tecido mole deve ser tão liso quanto possível. Uma grande vantagem desta abordagem é a capacidade de alterar a orientação da coroa relativamente ao implante (Figura 69).

Isto é normalmente necessário para retificar uma inclinação labial do implante. Também é possível obter a forma transversal correcta para a coroa. Com um pilar convencional, toda a restauração tem uma secção transversal circular na cabeça do implante e através do pilar. O contorno ideal é desenvolvido apenas a partir do início da coroa. Com um pilar preparável, o próprio pilar pode ser modificado para se assemelhar mais exatamente à forma da secção transversal de um dente natural. Por exemplo, um dente incisivo central superior tem uma forma aproximadamente triangular ao nível gengival com uma superfície vestibular plana. Se for colocado um pilar circular, este tenderá a ser subcontornado mesiodistalmente ou, se for utilizado um tamanho maior, empurrará para baixo a margem gengival vestibular no centro.

Um pilar pré-preparado pode ser cortado na superfície labial no centro, mas ainda assim manter uma
e afecte um bom perfil de emergência com mais facilidade (Figura 70).

Os pilares preparáveis devem ser preparados fora da boca. Podem ser efectuadas pequenas alterações intra-oralmente com um rotor de ar sob irrigação abundante, mas é melhor evitá-las. Podem ser preparados de duas formas. A primeira forma é produzir o pilar e a coroa final numa única fase. Isto é aceitável para restaurações em que estão a ser feitas pequenas alterações à orientação do implante e o tecido mole é saudável e permanecerá estável. Esta técnica assegura um bom ajuste marginal entre o pilar e a coroa porque não requer uma segunda impressão. Existe o risco de um mau resultado a longo prazo se a margem gengival for colocada apenas subgengivalmente, porque se houver alguma recessão da margem gengival após a cimentação, então algum metal irá aparecer. Recomenda-se uma margem de erro com uma colocação de margem ligeiramente mais profunda. Muitas vezes é aconselhável cimentar a coroa temporariamente para permitir a resolução dos tecidos moles antes da cimentação final.

A segunda forma consiste em preparar o pilar e a coroa provisória numa primeira fase. De seguida, é feita uma segunda impressão com o pilar no lugar e é feita uma coroa convencional definitiva. São necessárias mais etapas para esta abordagem, mas pode obter um resultado mais previsível. No entanto, pode ser difícil fazer uma impressão de um pilar em posição e as margens profundas representam um problema porque o cordão de retração gengival é difícil de utilizar. As coifas em acrílico podem ser feitas antecipadamente e pode utilizar uma técnica de recolha. Em alternativa, quando o pilar for considerado aceitável, pode ser removido da boca e a estrutura da coroa pode ser produzida diretamente no pilar. Pequenas alterações à margem efectuadas na boca podem resultar em hemorragia gengival, pelo que é melhor remover o pilar e colocá-lo de novo no modelo da cabeça do implante para ajuste no consultório.

Esta segunda técnica é particularmente útil se a emergência e o perfil do tecido mole tiverem de ser significativamente modificados. É produzido um pilar preparável com uma coroa provisória que satisfaz parcialmente o contorno final pretendido. Após a cimentação provisória, o tecido mole será deformado e depois remodelado de acordo com a nova forma. O contorno pode ser modificado em visitas sucessivas através da adição da coroa provisória até se atingir o contorno e a emergência gengival desejados. Uma impressão do pilar e do tecido mole adjacente permitir-lhe-á produzir a coroa definitiva.

VantagensZindicações dos pilares preparáveis
- a técnica adapta-se a quase todas as situações
- lida com as alterações de angulação
- permite a remodelação dos tecidos moles e bons perfis de emergência

DesvantagensZcontra-indicações dos pilares preparáveis
- técnica laboratorial mais complexa
- pode exigir uma segunda impressão intra-oral
- a precisão do ajuste da coroa ao pilar é menos previsível

Pilares totalmente personalizados
Estes pilares partilham muitas propriedades com os pilares preparáveis, mas podem ser produzidos com ainda mais permissões para um posicionamento comprometido do implante (figura 71). Após uma impressão da cabeça do implante, o padrão do pilar é colocado em posição no modelo de trabalho. Alguns desenhos têm uma base de metal precioso que fornece a precisão e o detalhe da superfície de ajuste ao implante; outros desenhos reproduzem a superfície de ajuste no padrão de desgaste.

A forma do pilar é encerada no padrão e depois fundida em metal precioso. Com este processo é possível produzir um pilar para acomodar alterações significativas na angulação entre o implante e a coroa e também para mover o eixo longo aparente da restauração final para uma posição diferente no eixo longo do implante, embora isto seja limitado pela necessidade de manter uma forma de retenção adequada para a coroa final. As complexidades adicionais deste processo restringem a sua utilização a situações difíceis que só podem ser resolvidas através de uma personalização total. Quando a superfície de ajuste do pilar foi moldada em vez de fabricada, a qualidade do ajuste pode não ser tão boa. Pilar convencional

Os parafusos retêm os pilares e o resto da sua utilização é a mesma que para os pilares preparáveis.

Pilares gerados por computador

Utilizando o sistema Procera, é possível produzir pilares personalizados utilizando um processo de fábrica. São tiradas impressões da cabeça do implante e o modelo de trabalho é colocado num scanner. São efectuadas leituras da posição e angulação do implante relativamente à restauração pretendida. Utilizando software informático, pode ser gerada uma forma "ideal" de pilar e visualizada em três dimensões. A posição da margem gengival pode ser sobreposta à imagem e a informação é enviada para um centro especializado onde o pilar é produzido em titânio. O resultado final destes pilares é muito semelhante ao dos pilares preparáveis. Com técnicos altamente qualificados e experientes na técnica de digitalização, o processo é simples, mas a técnica está limitada aos laboratórios com essas competências. O restante processo para completar a restauração é o mesmo que para os pilares preparáveis.

Pilares em cerâmica

Estes são essencialmente os mesmos que os pilares preparáveis e são utilizados da mesma forma (Figuras 72). São feitos de porcelana densa e os ensaios clínicos demonstraram boas taxas de sucesso, embora o número de ensaios seja limitado e existam poucos dados a longo prazo.

As restaurações podem ser altamente estéticas; a coroa final deve ser totalmente em porcelana e cimentada com um alúmen da cor do dente para obter resultados óptimos. Os pilares cerâmicos não são adequados para situações em que é necessário efetuar alterações de angulação significativas, uma vez que a porcelana remanescente após a preparação corre o risco de fratura se for demasiado fina.

Pilares para coroas aparafusadas
A forma normal de obter uma coroa aparafusada é utilizar um pilar concebido para pontes (EsthetiCone da Nobel Biocare ou Octa da Straumann), mas utilizar um cilindro de ouro que tenha uma superfície interna com facetas que encaixem no pilar (Figuras 73). Se o pilar não tiver este tipo de superfície, como o Uni-abutment (AstraTech)[73], então não haverá nada que resista às forças de rotação para além do parafuso de ouro. Sistemas como o Frialit têm componentes específicos para a retenção do parafuso, em que o parafuso não assenta no pilar no eixo longo, mas tem um parafuso de retenção lateral que pode ser posicionado no aspeto palatino ou lingual da coroa. Desde que haja espaço suficiente para isso, pode produzir uma coroa estética recuperável sem orifício para o parafuso na superfície oclusal. Geralmente, as coroas aparafusadas são mais aplicáveis a regiões pré-molares e molares, onde o acesso ao parafuso oclusal pode ser um problema menos estético e em situações em que pode haver mais necessidade de remover restaurações (por exemplo, para apertar o parafuso do pilar) ou unir implantes a outros implantes no futuro.

ESCOLHA DO PILAR
A seleção do pilar baseia-se em várias características, tais como
Profundidade dos tecidos moles:
A altura vertical da cabeça do implante até à margem gengival é medida no ponto mais superficial da superfície labial. Esta medição pode ser efectuada intra-oralmente com uma sonda de medição periodontal ou com vários dispositivos fornecidos pelos fabricantes que se encaixam na cabeça do implante e indicam a profundidade. Para garantir que o colar metálico do pilar não fica à vista, o pilar é escolhido de modo a

que a margem vestibular seja, pelo menos, 1 mm subgengival. Deve ter cuidado para assegurar que a escolha de pilares para se adequar à margem labial não resulta numa margem excessivamente profunda noutros locais. Os autores consideram que margens com mais de 3 mm de profundidade resultam em restaurações que são difíceis de assentar e a remoção do excesso de cimento pode ser impossível (Figura 74)

Nas situações em que existe uma discrepância acentuada entre as alturas gengivais à volta da margem, está indicado um pilar preparável, porque permite colocar a margem em relação ao contorno gengival. Esta técnica pressupõe que o pilar escolhido tenha um diâmetro próximo ao da margem cervical do dente a ser substituído.

Perfil de emergência:
É mais fácil criar um bom perfil de emergência se houver, pelo menos, 3 mm de espaço vertical entre
cabeça do implante até à margem gengival (Figura 75). Isto permite uma transição de uma cabeça de implante, que é frequentemente, pelo menos, 2-3 mm menos em diâmetro do que a margem cervical da restauração proposta. Se for necessário fazer o alargamento da cabeça do implante para uma restauração de colo largo num espaço vertical curto, é mais facilmente conseguido utilizando um pilar preparável de diâmetro largo. Isto pode criar uma mudança dramática num pequeno espaço vertical, mas deve ter cuidado para não contornar excessivamente esta região, o que poderá ser difícil de manter. Poderá desejar criar uma restauração final com uma dimensão gengival larga, especialmente quando as papilas gengivais interdentais se perderam, deixando "triângulos negros", o que irá estragar o aspeto final.

Orientação
Idealmente, o implante terá sido colocado próximo do eixo longo da coroa do dente em falta e das coroas clínicas adjacentes. A colocação do implante com o longo eixo do implante através da ponta incisal ou apenas na superfície palatina é mais fácil de restaurar e qualquer um dos pilares pode funcionar nesta situação. No entanto, é um cenário

comum o implante ter uma ligeira ou mesmo pronunciada inclinação labial. Existem várias razões pelas quais isto pode acontecer, incluindo:
• O contorno ósseo que se segue à reabsorção por perda de dentes resulta frequentemente num alvéolo que
dita a colocação do implante numa inclinação mais labial.
• Como resultado da curvatura natural dos dentes originais e adjacentes, as raízes podem ser
orientado num ângulo diferente da coroa clínica. Pequenos graus de angulação labial podem, portanto, ser desejáveis e facilmente acomodados por pilares standard. Se forem utilizados pilares standard em situações com maior angulação labial, podem resultar numa superfície labial excessivamente contornada ou numa superfície de porcelana demasiado fina para disfarçar a estrutura metálica subjacente. Iniciar a restauração mais apicalmente, utilizando um pilar mais curto, pode ajudar (Figura 75).

Pode obter-se um melhor resultado utilizando pilares preparáveis ou pilares totalmente personalizados, porque o caminho de inserção da coroa pode ser diferente do eixo longo do implante. Podem ser efectuadas alterações entre 30° e 40°; os factores limitantes são normalmente a necessidade de reter alguma estrutura do pilar à volta do orifício do parafuso do pilar e a necessidade de proporcionar uma retenção adequada para a coroa. Para ajudar na escolha correcta do pilar, a melhor abordagem é determinar o contorno labial correto utilizando a restauração provisória ou um wax-up de diagnóstico. A partir daí, pode produzir uma máscara labial em massa de silicone e colocá-la na boca ou, idealmente, num modelo de cabeça de implante. A verdadeira orientação do implante em relação à superfície labial fica então clara e pode ser feita a escolha correcta do pilar.

Espaço interoclusal: É necessário avaliar o espaço entre a cabeça do implante e o dente oposto. Os pilares padrão mais curtos requerem um espaço vertical mínimo de 6-7 mm. Se existir menos espaço, pode ser indicado um pilar preparável, embora os espaços verticais inferiores a 5 mm sejam difíceis de restaurar e devam ser consideradas técnicas dentárias convencionais alternativas, como o aumento da dimensão vertical da oclusão ou a utilização de aparelhos "Dahl".

Mais uma vez, o planeamento correto e a colocação de um implante mais profundo podem evitar este problema. As dimensões verticais excessivas podem ser restauradas utilizando qualquer um dos tipos de pilar. Os pilares standard estão disponíveis em várias alturas e têm uma retenção e forma de resistência adequadas para suportar restaurações com uma altura vertical considerável. A coroa do implante tem de ser feita de modo a que a porcelana seja corretamente suportada pelo trabalho metálico.

Recuperabilidade

Uma restauração aparafusada será mais fácil de remover numa fase posterior, caso se preveja que tal será necessário[76] . Uma coroa cimentada, mesmo colocada num pilar padrão com um cimento temporário, pode ser muito difícil de remover. Em geral, uma restauração só pode ser aparafusada se o caminho de inserção do parafuso for no aspeto palatino ou oclusal. Estão disponíveis pilares específicos para dentes individuais ou um pilar padrão pode ter a coroa cimentada no pilar fora da boca e um orifício de acesso maior através da coroa para encaixar a restauração no implante com o parafuso do pilar.

A retenção com parafusos pode ser útil em situações em que o espaço entre os dentes adjacentes é limitado. O acesso para o processo de cimentação pode ser limitado e o espaço necessário para o pilar, cimento e coroa ocupa mais espaço do que uma restauração aparafusada de uma só peça.

Requisitos estéticos especiais

As técnicas já descritas têm como objetivo proporcionar uma restauração estética sem que o metal apareça. Podem surgir problemas se a cabeça do implante estiver perto da superfície ou se o tecido gengival labial for fino, de modo a que o pilar metálico apareça através da gengiva, causando acinzentamento e uma má aparência. Isto pode ser determinado através da colocação de uma coifa de impressão da cabeça do implante e da observação de uma mudança de cor. Um pilar de porcelana, como o CerAdapt da Nobel Biocare, pode permitir a obtenção de uma restauração estética.

RESTAURAÇÃO FINAL

Antes de escolher um pilar de implante de um só dente, deve considerar o tipo de restauração final necessária, uma vez que isso terá influência na seleção do pilar. Quando se utilizam pilares metálicos, há poucas razões para evitar a utilização de restaurações metalo-cerâmicas. Todas as restaurações de porcelana cimentadas em pilares metálicos têm de ser bastante espessas para evitar que o metal transpareça e resulte numa restauração cinzenta.

Podem surgir problemas quando os implantes de um único dente estão a ser combinados com dentes adjacentes que já foram restaurados com coroas de porcelana ou facetas de porcelana. Muitas vezes é melhor substituir as restaurações adjacentes para que possam ser reconstruídas em conjunto com os mesmos materiais. Em alternativa, é necessário criar mais espaço no pilar para acomodar a coroa totalmente em cerâmica.

Kits de seleção de pilares

Vários fabricantes produzem kits de seleção de pilares que são réplicas exactas dos diferentes
pilares disponíveis (Figura 76). São normalmente utilizados num molde de cabeça de implante, mas também podem ser utilizados intra-oralmente. Como pode ser difícil visualizar um pilar em posição e uma escolha incorrecta pode ser muito dispendiosa, a sua utilização é altamente recomendada. Tendo escolhido o pilar e decidido a restauração final, pode agora delinear as técnicas clínicas. Conexão do pilar Os túneis profundos dos tecidos moles farão com que o assentamento do pilar seja um processo puramente tátil. Pode também ser um processo desconfortável para o paciente, particularmente se o

tecido mole ainda estiver num estado frágil. É essencial que os pilares em cicatrização não sejam deixados de fora durante muito tempo, porque o tecido mole colapsará rapidamente no espaço e será doloroso empurrá-lo para trás. Por conseguinte, pode ser necessária uma anestesia local.

É de esperar um certo grau de branqueamento dos tecidos moles, mas os doentes devem sentir que a área volta ao normal em poucos minutos. Se o pilar for colocado na boca e deixado no lugar, o parafuso do pilar terá de ser apertado de acordo com as recomendações do fabricante. Estão disponíveis dispositivos electrónicos e manuais de torque, com e sem contra-torque. É essencial que o pilar esteja completamente assente e na posição correcta antes de apertar o parafuso, porque as superfícies de encaixe ficarão danificadas e pode ser difícil removê-lo se estiver incorreto, ou o parafuso pode fraturar. As complicações da remoção de pilares depois de tiradas as impressões e da sua recolocação na mesma posição já foram discutidas.

IMPRESSÕES

Para pilares padrão, as coifas de impressão de plástico são encaixadas no pilar (Figura 77). Estas são muitas vezes apertadas e a pressão hidrostática pode acumular-se no seu interior de tal forma que

tendem a levantar-se do pilar se a pressão de assentamento for libertada. Se for óbvio que a coifa não é estável, deve deixá-la sem aparar e fazer um orifício na moldeira de impressão para que possa exercer pressão com os dedos sobre a coifa enquanto o material de impressão está a assentar. Uma coifa de impressão retentiva é aparada de modo a não interferir com a moldeira de impressão.

Podem ser utilizadas técnicas convencionais de coroas e pontes. É utilizada uma moldeira suficientemente rígida para suportar material de impressão de corpo médio ou pesado. O material de impressão utilizado tem de ser suficientemente rígido quando assente para segurar a coifa de impressão sem rasgar. Por conseguinte, os materiais de corpo ligeiro não são adequados. Os materiais de consistência de massa de vidraceiro também não são adequados, porque não fluem à volta das coifas. São recomendados materiais monofásicos, como poliéteres e silicones curados por adição (pastas de corpo médio ou pesado).

O material de moldagem é seringado à volta da coifa e a moldeira é encaixada. Recomenda-se uma moldagem da arcada completa. Uma vez preparada, a impressão deve reter a coifa e deve ser testada cuidadosamente para verificar se está solta com uma pinça. Se tiver alguma dúvida de que a coifa se possa ter deslocado na impressão, é melhor voltar a efetuar a impressão. A impressão deve também registar os dentes adjacentes e as suas margens gengivais, bem como as superfícies articulares de todos os dentes da arcada. O análogo do pilar tem de ser fixado à coifa de impressão, para que o laboratório possa efetuar a moldagem.

Para utilizar um pilar preparável, é necessária uma impressão da cabeça do implante para permitir que o pilar seja modificado num modelo no laboratório. É seguida uma técnica de moldagem "pick up", com uma coifa de moldagem mantida em posição com um pino guia. O pino tem de ser desaparafusado antes de a impressão ser removida da boca. Depois de ter sido colocado um pilar preparável, pode ser necessária uma segunda impressão do pilar em posição e do contorno gengival. Se a margem gengival do pilar for apenas subgengival, pode ser possível registar a margem utilizando uma técnica de moldagem convencional, aplicando uma seringa com material de corpo leve na fenda gengival. As margens mais profundas ou as situações em que existe alguma hemorragia gengival tornam necessária a utilização de um fio de retração gengival (Figura 78).

TOMADA DE AMOSTRAS E PROCEDIMENTOS LABORATORIAIS

Idealmente, a cor deve ser obtida com o acordo do dentista, do doente e do técnico. O desenho do pilar também deve ser uma responsabilidade conjunta entre o dentista e o técnico. Para restaurações de um único dente, as expectativas do paciente são muitas vezes muito elevadas e apenas a estética da mais alta qualidade será aceitável. Os análogos do pilar ou da cabeça do implante são fixados à coifa na impressão (Figura 79). Uma réplica de tecido mole num material flexível tem de ser incorporada no modelo de trabalho, porque um modelo duro não permitiria que a restauração se estendesse subgengivalmente e criasse uma boa emergência. Estão disponíveis vários materiais de silicone que são colocados na moldagem à volta da réplica de laboratório antes de se colocar o gesso dentário. A réplica de tecido mole é amovível para permitir o acesso à área da margem. As técnicas convencionais são seguidas para a construção da coroa, como já foi referido.

<u>MONTAGEM DO RESTAURO CONCLUÍDO</u>

Experimente:
A restauração pode ser experimentada antes da conclusão. Os casos mais simples podem ser concluídos a partir da impressão inicial, mas quando é necessário efetuar alterações significativas na orientação ou nos contornos dos tecidos moles, aconselha-se a realização de uma prova. A coroa pode ser assente com a pressão dos dedos, mas muitas vezes levanta-se devido à deslocação da gengiva. Muitas vezes, é difícil para os pacientes verem o resultado exato nesta altura, a não ser que a coroa esteja a ser firmemente mantida. Os pontos de contacto são verificados com fio dentário, tal como nas coroas convencionais.

Oclusão:
Os contactos oclusais devem ser verificados antes e depois da cimentação. A disposição ideal é que a restauração de implante esteja em contacto muito ligeiro quando o doente segura suavemente os dentes e que esteja em contacto total apenas quando é aplicada uma carga pesada. O melhor teste é que a restauração de implante não mantenha o calço em contacto ligeiro, enquanto os dentes adjacentes o fazem. À medida que é exercida uma maior pressão, a restauração de implante pode começar a segurar o calço.

Isto pode ser difícil de determinar até que a restauração esteja finalmente cimentada. Antes da cimentação é provavelmente melhor ajustar e verificar a oclusão com papéis indicadores de oclusão para verificar se existe sobrecontacto grosseiro. A coroa deve ser ajustada de forma a marcar ligeiramente e de forma a que as marcas mais pesadas sejam visíveis nos dentes adjacentes. A coroa do implante não deve ser colocada sem contacto oclusal, porque isso pode resultar em movimento dos dentes opostos. Os contactos oclusais são verificados primeiro na posição intercuspidal (a posição de máxima intercuspidação). Esta pode não se encontrar no arco de fecho retruído, pelo que a coroa deve ser verificada nesta posição para garantir que não criará uma interferência oclusal.

Em seguida, a coroa é verificada quanto a contactos protrusivos e laterais. No movimento protrusivo, se a coroa estiver em contacto, deve ser partilhada com outros dentes e não ser o único ponto de contacto. No movimento lateral, a coroa deve estar em conformidade com o esquema oclusal existente: um contacto de grupo ou guiado por caninos. Não é desejável que a restauração do implante actue como a única superfície de orientação para o movimento lateral.

Cimentação:
Pode ser prudente que a restauração definitiva seja cimentada provisoriamente enquanto o paciente
A coroa deve ser adaptada a si e dar tempo para que o tecido mole amadureça à volta da nova forma. Deve ser utilizado um cimento temporário modificado porque as coroas bem ajustadas podem ser difíceis de remover mais tarde, especialmente porque a forma lisa e a falta de uma margem acessível podem tornar difícil segurar a coroa para a remover. Antes de cimentar finalmente a coroa, deve verificar o aperto do parafuso do pilar e colocar um pouco de guta-percha ou um material macio semelhante sobre a cabeça do parafuso, de modo a que possa ser encontrado facilmente e a cabeça permaneça intacta se a coroa tiver de ser removida e o pilar retirado no futuro.

Os cimentos tradicionais, como o fosfato de zinco, são frequentemente recomendados, mas deve ter o cuidado de assegurar que a viscosidade do cimento é suficientemente baixa para que a coroa assente completamente. A qualidade do ajuste entre o pilar e a restauração significa que os cimentos mais macios concebidos para cimentação temporária são adequados como cimento definitivo. Qualquer que seja o cimento utilizado, a coroa não precisa de ser completamente preenchida com cimento, porque o excesso de cimento que se estende abaixo da margem pode ser difícil de detetar e remover. Idealmente, deve ser procurada a quantidade exacta de cimento para que não haja excesso e existem poucas complicações em ter uma cimentação incompleta em comparação com as coroas e pontes convencionais.

Muitos operadores preferem criar um orifício de ventilação na parte de trás da coroa para assegurar que o excesso de cimento sai numa posição controlada. O orifício pode ser selado mais tarde com material de enchimento composto (Figura 80). Muitas vezes, pode ser difícil assentar a coroa em posição devido à posição profunda do implante, à necessidade de recontornar o tecido mole através da construção excessiva das áreas proximais ou devido a hemorragia dos tecidos moles. Não tente forçar a coroa para baixo com cimento permanente. Coloque-a provisoriamente primeiro com um cimento temporário e remova-a e volte a cimentar numa fase posterior, quando a gengiva tiver recontornado e amadurecido. Após a cimentação, deve ser efectuada uma radiografia periapical de cone longo para

• verifique o assento do restauro
• verifique se não há excesso de cimento
• funcionam como um registo da altura do osso marginal para comparação com imagens de seguimento.

PRÓTESE DE PONTE FIXA

Introdução

No caso das pontes fixas, é essencial que tenha sido efectuado um planeamento minucioso para determinar o resultado final pretendido. A partir daí, pode ser produzido um stent cirúrgico para guiar a cirurgia e devem ser feitas boas restaurações provisórias que serão funcionais durante as fases do tratamento até que a restauração final seja fabricada.

Uma outra complicação da construção de pontes sobre implantes é a necessidade de uma avaliação clínica e
controlo técnico para tirar impressões e construir a restauração de modo a que esta se ajuste com um elevado nível de precisão. Com pontes convencionais suportadas por dentes, a deslocação dos dentes pilares dentro do ligamento periodontal pode compensar pequenos erros no ajuste de uma ponte. A colocação de uma ponte sobre implantes exige um nível mais elevado de precisão no ajuste, porque a ponte tem de assentar passivamente sobre os implantes rígidos. Este requisito aumenta se a ponte for aparafusada aos pilares em vez de ser cimentada.

Princípios
Pontes de curto e longo alcance
Os pilares e as técnicas utilizadas para construir pontes implanto-suportadas são as mesmas, quer a ponte envolva apenas dois implantes ligados entre si, quer se pretenda restaurar todo o maxilar com seis ou mais implantes a suportar uma ponte fixa (Figura 81). A complexidade de conseguir um ajuste aceitável aumenta, no entanto, quando são utilizados vários implantes. A ligação de implantes numa ponte fixa tem os seguintes benefícios:
• Os implantes mais curtos (menos de 10 mm) podem ser protegidos da sobrecarga pelos outros implantes,
  porque a estrutura rígida distribuirá a carga pelas áreas de superfície combinadas das
  implantes.
• Os implantes colocados em áreas de elevado potencial de tensão podem ser protegidos por estruturas ligadas. Para

Por exemplo, a ligação a outros implantes pode proteger o implante mais distal numa
reconstrução.
• Os implantes ligados permitem que os pônticos cantilever sejam incorporados numa ponte. Isto é
particularmente útil com pontes de extensão distal. Muitas vezes é difícil colocar pontes de comprimento adequado
implantes em posições distais devido à falta de osso e de características anatómicas. Ao ligar os implantes
colocado anteriormente, o paciente pode receber dentes nestas regiões.

Quando estão disponíveis vários implantes de dimensões adequadas, pode ser aconselhável dividir a restauração em pontes separadas, para que seja mais fácil de construir e manter no futuro, caso surjam complicações. Tem surgido muito debate relativamente à conveniência de pontes que se estendem através da linha média devido à potencial flexão (particularmente da mandíbula) durante a carga. No entanto, os ensaios clínicos não demonstraram que isto seja um problema clínico e os autores não vêem isto como uma potencial complicação.

Cantilevers distais
Os cantilevers distais podem ser indicados com restaurações de sela de extremidade livre onde não foi possível colocar um implante tão distal quanto necessário para a aparência e função. A capacidade de fornecer um cantilever depende de vários factores[77] :

• A carga potencial que pode ser colocada na extensão. Dentes opostos naturais ou um paciente
com um historial prévio de parafunção requer cautela em comparação com um
por uma restauração ou pôntico removível.
• O comprimento e a largura do implante mais distal, que suportará a maior compressão
carregar.

• O comprimento e a posição do implante mais anterior, que suportará a maior tensão
  carregar.

- A dimensão antero-posterior medida a partir de uma linha traçada entre o implante mais distal de cada lado, até ao implante mais anterior. Quanto maior for esta distância, maior será o potencial cantilever que pode ser colocado, uma vez que o implante anterior não estará sujeito a tanta tensão como se os implantes fossem colocados em linha reta.

Algumas autoridades sugeriram que cantilevers com até 20 mm de comprimento podem ser construídos com segurança. Os autores recomendam que este valor seja tratado com cautela e que, idealmente, os cantilevers distais, mesmo com vários implantes longos numa boa forma de arcada, sejam limitados a 10-15 mm (dois pônticos do tamanho de um pré-molar).

Pontes aparafusadas ou cimentadas
A fixação de pontes a implantes com parafusos permite a possibilidade de efetuar a restauração
O sistema Brânemark é um sistema de pontes de implantes facilmente recuperável e livre dos potenciais problemas de cimentação, um conceito que pode oferecer vantagens consideráveis em relação às pontes convencionais baseadas em dentes. No sistema Brânemark, são seleccionados pilares que assentam na cabeça do implante e são mantidos em posição com um parafuso de pilar. O pilar foi concebido para aceitar um parafuso de "ponte" mais pequeno que irá reter a ponte. Este parafuso passa através de um cilindro de ouro maquinado que é incorporado na estrutura da ponte e assenta com precisão no pilar (Figura 82).

O pequeno parafuso da ponte que retém a restauração foi concebido para ser o elo mais fraco na montagem do implante e deve ser a peça a falhar se a restauração for sobrecarregada ou sujeita a trauma. Existem variações com os outros sistemas. Os pilares AstraTech Uni-abutments

(AstraTech: Astra Meditec AB, Molndal, Suécia) e os pilares Straumann SynOcta (ITI/Straumann: Institut Straumann AG, Waldenburg, Suíça) são de uma só peça. Os pilares Frialit têm um único parafuso que actua como parafuso da ponte e parafuso do pilar.

A ponte aparafusada tem de ser um encaixe passivo nos pilares, confirmando que está no mesmo caminho de inserção e plano que a cabeça do pilar. Se um parafuso de ponte for apertado num pilar e o cilindro de ouro não estiver a assentar uniformemente, o parafuso será colocado sob tensão e não só a ponte não assentará corretamente, existindo espaços marginais, como existe uma grande probabilidade de o parafuso se soltar ou fraturar com o tempo. Cada cilindro de ouro da ponte tem de estar nesta relação exacta e a complicação da construção de uma ponte com vários pilares reside na obtenção deste grau de precisão.

Para muitos dentistas, a vantagem da facilidade de remoção da ponte é ultrapassada por estas potenciais dificuldades. As pontes cimentadas não exigem necessariamente padrões de precisão tão elevados, porque o cimento permite que a ponte assente sem colocar a estrutura sob tensão. Isto não é uma justificação para padrões técnicos ou clínicos pobres, mas reflecte a realidade de que a perfeição não é alcançada de forma fiável. As pontes cimentadas são construídas sobre pilares que são preparados em laboratório para se assemelharem a dentes preparados, tal como é necessário para as pontes convencionais (Figura.83). É frequentemente necessário mais tempo de laboratório do que para as técnicas que utilizam componentes padrão fabricados pelo fabricante.

A capacidade de recuperação das pontes cimentadas pode ser controlada até certo ponto através da utilização de cimentos temporários, uma vez que estes podem permitir a remoção das pontes, se necessário. O potencial de dissolução do cimento das margens não resultará em cáries como acontece com as pontes convencionais. As pontes cimentadas não requerem um orifício de acesso para o parafuso de ouro através da ponte. Embora isto raramente seja um problema para a maioria dos pacientes, pode apresentar complicações se o orifício do parafuso tiver de ser posicionado numa área visível ou num ponto de contacto oclusal essencial. Por conseguinte, as pontes cimentadas são frequentemente indicadas se os implantes não tiverem sido colocados no longo eixo da restauração pretendida. Para muitos dentistas, a principal vantagem das pontes cimentadas é a semelhança com as técnicas convencionais de coroas e pontes. A decisão entre pontes aparafusadas e cimentadas também depende da capacidade do laboratório dentário para construir uma restauração aceitável. A decisão deve basear-se na situação clínica e nos modelos de trabalho articulados antes da seleção do pilar, sendo escolhida a técnica mais adequada à situação individual. Muitas vezes, a escolha é feita na fase de planeamento do tratamento, após discussão com o doente.

Vantagens das pontes aparafusadas
- facilmente recuperável
- o assentamento completo do restauro é mais facilmente assegurado

- utiliza componentes fabricados para todas as superfícies de encaixe
- sem risco de retenção de cimento na margem - permite a colocação de margens profundas

Desvantagens das pontes aparafusadas
- o implante tem de estar no eixo longo da restauração para que o orifício do parafuso fique na superfície oclusal ou em ângulo
  é necessário utilizar pilares
- o orifício do parafuso pode ser visível ou estar numa área importante da superfície oclusal
- requer um "encaixe passivo" de cada cilindro de ouro nos pilares
- risco de afrouxamento ou fratura do parafuso da ponte

Vantagens das pontes cimentadas
- A "adaptação passiva" não é tão crítica mas é desejável
- sem orifícios de acesso aos parafusos

- semelhante às técnicas de ponte convencionais
- pode facilmente ultrapassar diferenças de angulação entre implantes e restaurar implantes com
  angulações adversas

Desvantagens das pontes cimentadas
- recuperação mais difícil^ mais tempo de laboratório necessário para produzir pilares preparados
  e pontes provisórias, se necessário
- a cimentação tem de ser controlada, especialmente com margens subgengivais
- é difícil assegurar o assentamento completo da ponte, especialmente com "colares" gengivais apertados ou profundos
  ou se tiver uma hemorragia
- aumento dos custos técnicos e do tempo de assistência se forem necessárias pontes provisórias

TIPOS DE PILARES

Para pontes aparafusadas

Os pilares da ponte podem ser de uma ou duas peças. Uma vez que os pilares se destinam a ser ligados, não é necessário que os cilindros da ponte tenham características anti-rotacionais individuais, uma vez que a estrutura da ponte não poderá rodar na sua totalidade. No entanto, os pilares individuais podem encaixar em características anti-rotativas no implante, se existirem. Por exemplo, o pilar EsthetiCone da Nobel Biocare encaixa no hexágono externo na parte superior do implante, para que o pilar fique estável e não possa rodar.

O pilar é constituído por duas partes e o parafuso do pilar separado é apertado a 20 N.cm para evitar que se solte. A parte superior do pilar tem um contorno cónico com facetas planas, na parte lateral. Utilizando um cilindro de ponte de ouro que não encaixa nas facetas, os cilindros podem ser ligados entre si sem que cada pilar tenha de estar paralelo um ao outro. As facetas podem ser encaixadas com um cilindro de ouro hexagonal para uma restauração de um único dente em que seja necessária uma anti-rotação. Os pilares de ponte são concebidos para lidar com as diferenças de angulação entre implantes. O pilar EsthetiCone tem uma conicidade de 20°, pelo que podem ser compensadas angulações até 40° entre implantes.

Os pilares de ponte com os sistemas Straumann SynOcta e Frialit MH2 são semelhantes ao desenho da Nobel Biocare. O novo pilar múltiplo da Nobel Biocare dispensa que o pilar encaixe no hexágono externo do implante (sem caraterística anti-rotativa), o que ajuda a assentar os pilares. O pilar de ponte para o sistema AstraTech é um pilar de uma só peça (Uniabutment), pelo que não tem um componente anti-rotacional na sua fixação ao implante, embora, uma vez que o pilar esteja totalmente assente no cone interno do implante, tenha um elevado nível de estabilidade. A cabeça do pilar de lado liso tem um cilindro de ponte compatível e o elemento anti-rotacional do sistema baseia-se na ligação dos componentes.

Os pilares são fabricados com topos cónicos de 20° e 40° para permitir a compensação mesmo de diferenças de angulação graves (40° e 80°). O pilar padrão original da Nobel Biocare é um pilar simples de faces paralelas com uma parte superior plana. A construção da ponte começa na parte superior do pilar e este desenho presta-se a reconstruções, particularmente no maxilar inferior, onde ocorreu reabsorção considerável e a estética não é exigente. Em áreas com maiores exigências estéticas, os desenhos já discutidos permitem que a estrutura da ponte cubra o pilar, de modo a que este fique, de facto, escondido debaixo da ponte. Os pilares são fornecidos numa variedade de alturas de colarinho para permitir diferentes espessuras de tecido mole. A altura do colar é escolhida para permitir a colocação de uma margem subgengival, se necessário.

As variações no desenho também permitem diferentes alturas da cabeça do pilar. Numa situação em que possa existir pouco espaço intra-oclusal entre a cabeça do implante e o dente oposto, será necessário um pilar mais curto. Normalmente, não é possível restaurar um implante com uma ponte aparafusada se houver menos de 5-6 mm de espaço interoclusal. Idealmente, é necessário que haja pelo menos 2 mm de espaço para além do parafuso da ponte, para que possa ser coberto com uma restauração estética. Os casos com espaço intra-oclusal reduzido são frequentemente melhor restaurados com uma restauração cimentada, especialmente se a aparência for fundamental.

Pilares angulares

Idealmente, o orifício de acesso para o parafuso da ponte deve emergir através do centro da superfície oclusal da restauração. Os pilares angulados são concebidos para compensar uma trajetória de inserção diferente da ponte e do parafuso da ponte em comparação com o implante (Figura 4). Os pilares angulados estão disponíveis numa gama de 15-35°. Dependendo da posição em que o pilar está assente no implante, também é possível utilizar esta alteração de angulação para "mover" o acesso do parafuso da ponte numa direção mesial ou distal. Os pilares angulados continuam a ter o mesmo topo que os pilares de parafuso convencionais e aceitam os mesmos cilindros de ponte em ouro. O desenho angulado depende, portanto, de uma variação na altura do colar metálico na extremidade do implante do pilar. Por conseguinte, deve ter o cuidado de verificar se este colar metálico mais alto irá comprometer a aparência, porque os pilares angulados não são adequados para situações com uma cabeça de implante superficial.

Embora seja possível alterar a margem e modificar o cilindro de ouro para cobrir o colar metálico, isto irá diminuir a qualidade de ajuste da restauração. Quando são utilizados pilares angulados, é normalmente necessário que o laboratório forneça um gabarito em acrílico para permitir que o clínico oriente o pilar para a posição correcta. Isto pode estar relacionado com os dentes adjacentes ou com outros pilares. O gabarito deve ser guardado para o futuro, caso os pilares tenham de ser removidos e substituídos.

Para pontes cimentadas

Pilares preparáveis

Estes pilares são os mesmos que já foram abordados no Capítulo 13. São pilares com uma cabeça sólida que podem ser preparados no laboratório de forma a serem retentivos, terem margens numa posição estética e terem um grau aceitável de paralelismo entre si para poderem ter uma ponte convencional cimentada sobre eles. Para construir uma ponte com esta abordagem, deve efetuar uma moldagem da cabeça do implante e escolher os pilares que correspondem ao dente a substituir.

Os fabricantes produzem pilares numa variedade de larguras, normalmente na ordem dos 4,5 mm correspondentes aos incisivos inferiores e incisivos laterais superiores, 5,5 mm correspondentes aos incisivos centrais superiores, caninos e pré-molares e 7,0 mm para os molares. Os pilares também existem numa variedade de alturas e alguns fabricantes também produzem pilares preparáveis angulados. Os pilares são melhor escolhidos utilizando um kit de teste de análogos de pilares colocados no modelo de trabalho (ver Figura 84). Devem ser escolhidos de modo a que:

• a dimensão e a altura do pilar, tal como assenta no implante, permitem a
emergência da restauração através da gengiva;
• existe um volume adequado de metal logo abaixo da margem gengival para permitir que o pilar
  esteja preparado para aceitar uma espessura adequada de margem de ponte subgengivalmente;
• a altura do pilar é suficiente para que possa suportar corretamente a ponte
  quadro;
• existe uma quantidade suficiente de metal nas regiões onde poderá ser necessário efetuar uma redução significativa
  do pilar para permitir alterações na angulação e orientação entre

implantes; é

por vezes é melhor escolher um pilar maior

Os implantes que têm uma caraterística no desenho que permite que o pilar assente numa posição previsível de cada vez, encaixando num hexágono ou numa faceta interna (Nobel Biocare, Frialit 2, \ AstraTech ST e Straumann solid screw) podem ter os pilares preparados e a ponte definitiva construída a partir de um modelo de trabalho original. No entanto, se for necessário algum grau de recontorno gengival ou se os implantes não tiverem uma caraterística de indexação (implante AstraTech padrão), o pilar tem de ser assente com um gabarito, embora não possa ser garantido o posicionamento exato. É preferível colocar uma ponte provisória após a inserção dos pilares e, em seguida, efetuar uma nova moldagem dos pilares em posição para a construção da ponte definitiva.

Pilares totalmente personalizados e gerados por computador

Tal como para as aplicações num único dente, os pilares para restaurações cimentadas podem ser produzidos utilizando pilares fundidos ou o sistema Procera gerado por computador. Os pilares fundidos são indicados quando é necessária uma reorientação significativa dos pilares, porque podem ser encerados e depois fundidos com a angulação e dimensão pretendidas (Figura 85).

Muitas vezes é uma questão de familiaridade e experiência do técnico dentário quando escolhe entre pilares fundidos ou pilares preparáveis, porque ambos podem alcançar resultados semelhantes.
O sistema Procera pode fornecer pilares corretamente orientados para a construção de pontes cimentadas a partir de uma impressão mestre das cabeças de implante Nobel Biocare, sem tempo de laboratório significativo. O técnico utiliza pinos-guia colocados nas réplicas dos implantes e o modelo é montado num scanner. Utilizando imagens tridimensionais, a forma do pilar pretendida pode ser desenvolvida e as informações enviadas para uma fábrica que irá construir o pilar em titânio. Os pilares necessitam de um acabamento final da posição da

margem e das superfícies oclusais no laboratório antes de serem utilizados.

Fazer a impressão e seleção do pilar:

A impressão da cabeça do implante para produzir um molde de laboratório é utilizada para escolher o pilar, permitir a preparação de pilares preparáveis e atuar como modelo de trabalho para a construção completa da ponte. As coifas de impressão são colocadas na cabeça do implante (Figura 86). A coifa de impressão é fixada ao implante por um pino guia que é aparafusado no orifício do parafuso do pilar. A parte superior do pino guia projecta-se para além da coifa e deve ser mais comprida do que os dentes adjacentes. Uma moldeira de impressão é modificada de modo a que o pino guia se projecte através da moldeira sem lhe tocar. A coifa é apanhada num material de moldagem que fica rígido e o pino-guia é desaparafusado. A coifa não deve mover-se na moldagem e um análogo do implante é fixado à coifa antes de se efetuar o molde. O molde deve ser produzido com uma réplica de tecido mole, porque a cabeça do implante estará normalmente subgengival e uma réplica rígida da gengiva não permitirá o acesso à cabeça do implante. Utilizando este modelo, pode selecionar os pilares.

Avaliação através de um diagnóstico

É necessário um guia da posição necessária do dente para relacionar o modelo da cabeça do implante com a nova restauração. Se o doente tiver uma prótese ou ponte existente satisfatória que deva ser copiada, pode fazer-se uma impressão da mesma e uma máscara de massa das superfícies vestibular e incisal (Figuras 87).

Este pode ser experimentado com o modelo da cabeça do implante e demonstrará a relação entre o dente e o implante. Em alternativa, se tiver sido efectuado um enceramento de diagnóstico, a partir do qual foi fornecido um stent cirúrgico, este pode ser relacionado com o novo modelo de trabalho. Se não estiver disponível um guia exato e houver dúvidas quanto à orientação dos implantes, é aconselhável produzir uma nova configuração de dente de diagnóstico que possa ser experimentada na boca e acordada com o paciente antes da escolha dos pilares. Esta pode ser produzida como uma configuração do tipo dentadura ou, idealmente, como uma configuração fixa. Os cilindros temporários da ponte são unidos com acrílico ou resina composta de laboratório no modelo de trabalho e é produzida uma configuração de diagnóstico em cera ou com dentes de prótese, que pode ser experimentada na boca e fixada aos implantes.

Pode dar uma ideia exacta das possíveis complicações que podem ser encontradas antes de se empreenderem pilares dispendiosos e trabalho de laboratório. Esta informação pode ser transferida para uma ponte provisória e o paciente pode viver com a restauração durante um período de tempo para garantir que é satisfatória antes de ser feita a restauração definitiva.

Kits de prova de pilar
Muitos fabricantes produzem réplicas dos tipos de pilar que podem ajudar muito na seleção do pilar (Figura 88). Podem ser utilizadas na boca ou, mais frequentemente, num molde de cabeça de implante. Feitas de alumínio, não danificam o implante ou a réplica do implante e, para facilitar o reconhecimento, são frequentemente codificadas por cores, para que os diferentes tamanhos possam ser facilmente reconhecidos. O molde da cabeça do implante está relacionado com a máscara de massa de vidraceiro. Os pilares podem ser experimentados para obter a melhor posição possível de acesso ao parafuso, altura marginal e emergência. O pilar selecionado deve então ser relacionado com o modelo oposto para verificar a folga interoclusal.

Seleção e assentamento de pontes aparafusadas:
Numa situação simples em que se pretenda construir uma ponte aparafusada de curta duração e em que se possa ter a certeza de que o implante está orientado de forma a que o parafuso da ponte saia através da superfície oclusal (a colocação de um pino guia no implante dará uma visão mais clara da orientação do implante), podem ser seguidos os seguintes passos:

• Determine a distância entre a cabeça do implante e o dente oposto, utilizando um periodonto

sonda ou divisórias. Se o espaço for insuficiente para permitir a cobertura da ponte

parafuso, reconsidere uma abordagem cimentada.

• Utilize uma sonda de medição periodontal ou um dispositivo de medição de profundidade do fabricante,

determine a altura do colo gengival do pilar. A margem planeada deve ser de 1-2 mm

abaixo da margem gengival no seu ponto mais baixo nas superfícies visíveis.

• Coloque o pilar, mas não o aperte. Verifique a orientação e a folga oclusal.

Poderá ser necessário verificar o assento radiograficamente[78] .

• Se o pilar for deixado em posição e a restauração provisória puder ser colocada

Se tiver de retirar o pilar para permitir a sua remoção, o parafuso do pilar pode ser apertado. Se o pilar tiver de ser removido para permitir a

Se o pilar de cicatrização tiver de ser substituído entre consultas, só deve ser apertado à mão.

• Pode efetuar uma impressão de transferência do pilar.

• Pode ser colocada uma capa protetora no pilar se este for deixado *in situ* (Figura 89) e

a restauração temporária pode ser modificada para acomodar as dimensões resultantes.

Moldes de impressão

As moldeiras feitas à medida são úteis numa boca com acesso difícil ou com uma forma complexa ou de tamanho fora do normal, ou em casos com implantes múltiplos em que o tempo de cadeira para modificar uma moldeira de stock é maior (Figura 90). Devem ter um desenho rígido e devem ser formadas para suportar a coifa de impressão a toda a sua altura. Recomenda-se um espaçamento de, pelo menos, 2 mm. As moldeiras de reserva devem ser de boa qualidade para que continuem a ser rígidas após o corte de um orifício de acesso para o pino guia. A dimensão do tabuleiro de reserva é escolhida da forma habitual e a posição de emergência do pino-guia é marcada. Os orifícios de acesso são preparados de modo a assegurar que a moldeira não invade a coifa de impressão, uma vez que não devem tocar na moldeira. Os orifícios de acesso para os pinos-guia são cobertos com cera para evitar que o material de impressão saia pelo orifício.

Para restaurações cimentadas

É necessário selecionar e produzir pilares preparáveis em moldes de cabeça de implante e seguir a técnica já descrita. Mais uma vez, alguns fabricantes disponibilizam kits de seleção de pilares. Os pilares preparados têm de ser novamente experimentados na boca com a ajuda de um dispositivo de transferência para ajudar na orientação correcta. Se for necessária uma impressão adicional dos pilares em posição, são utilizadas técnicas convencionais de impressão de pontes. Os materiais de corpo ligeiro são injectados à volta do pilar e é utilizado um material de corpo pesado para a maior parte da impressão.

Pode ser difícil registar os detalhes finos das margens profundas. Um cordão de retração gengival não retém bem no sulco e deve ter cuidado para não o empurrar para baixo da bulbosidade do pilar, onde pode ser difícil de remover. A eletrocirurgia é totalmente contra-indicada. Os melhores resultados são obtidos através da remoção cuidadosa das restaurações provisórias e do tratamento dos tecidos moles com grande cuidado, de modo a evitar hemorragias marginais. As coifas de transferência em acrílico podem ser feitas antecipadamente no laboratório aquando da preparação do pilar. Estas podem ser retiradas numa nova impressão, mas só são úteis se as margens gengivais não precisarem de ser alteradas intraoralmente.

Verificação da impressão para todas as técnicas

A impressão é verificada:
• estabilidade da coifa: cada coifa deve ser testada com uma pinça para garantir que não mais do que

os movimentos são muito limitados;
• registo adequado dos contornos gengivais imediatos: pelo menos 4-5 mm para além da coifa, de modo a que

pode ser feita uma réplica gengival adequada;
• registo completo dos dentes adjacentes: para garantir uma construção adequada do ponto de contacto e uma
perfis de emergência;
• registo completo das superfícies articulares de toda a arcada: para uma articulação precisa dos moldes.

Registos oclusais

São essenciais moldes de oposição de boa qualidade e recomenda-se que estes sejam feitos com materiais de impressão de base de borracha em vez de alginato. No que diz respeito às pontes convencionais, não existem regras exactas a seguir, mas recomenda-se a utilização de um articulador semi-ajustável, no mínimo, para todas as pontes de arcada completa e pontes de menor extensão em que o esquema oclusal possa ser alterado pela ponte. Isto inclui todos os desenhos de extensão posterior e pontes anteriores onde a orientação incisal pode ser alterada. Se for construída uma ponte de curta extensão onde estão presentes dentes adjacentes e se for adotado um esquema oclusal conformativo, pode ser aceitável evitar a articulação completa. Ao contrário das relações maxilares da prótese completa, onde a estabilidade de um rebordo de cera pode ser difícil, isto é muito simplificado pela construção de um rebordo de cera que é fixado aos implantes (Figuras 91). O rebordo pode então ser aparado até à altura vertical correcta da oclusão e pode ser feito um registo interoclusal. Também é útil marcar características como a linha central e a linha do sorriso. É necessário enviar ao laboratório todas as informações, incluindo o registo oclusal (com os pilares em posição), os registos das restaurações provisórias, se estas tiverem de ser reproduzidas na ponte definitiva, e o registo da cor. Se for utilizado material de cor gengival para mascarar coroas compridas ou áreas interdentais, este também deve ser objeto de correspondência de cor.

Procedimentos laboratoriais

O material escolhido para a construção da ponte tem um efeito significativo no desenho e nas técnicas clínicas seguidas. Os desenhos originais favoreciam vigas rígidas de ouro fundido, produzidas através do enceramento de cilindros de ouro fabricados que suportavam dentes de prótese acrílica embebidos em acrílico de prótese rosa curado por pressão. Isto tinha a grande vantagem de ser uma técnica familiar e, como as superestruturas eram amovíveis, o problema do desgaste do acrílico não era um problema, uma vez que a ponte podia ser renovada facilmente. Num desejo de tornar as restaurações mais estéticas, os clínicos avançaram para a utilização de porcelana sobre estruturas de ouro ou mesmo de titânio. A construção de pontes de grandes dimensões implica um elevado nível de conhecimentos técnicos, especialmente para conseguir um bom ajuste e uma boa aparência. Alguns clínicos preferem efetuar a soldadura ou soldagem pós-cerâmica para garantir que o processo de cozedura da porcelana não distorce a subestrutura metálica. As pontes metalo-cerâmicas de grandes dimensões estão sujeitas a uma elevada incidência de fracturas da porcelana a longo prazo, pelo que, por vezes, são divididas em unidades mais pequenas e, sempre que possível, facilmente recuperáveis.

O desenvolvimento de materiais compósitos de laboratório permitiu a produção de pontes extensas com uma superfície personalizada, durável e estética semelhante à porcelana, sem a necessidade de cozedura e possível distorção. Estos materiais são muito adequados para pontes suportadas por implantes, porque são mais resistentes do que a porcelana e podem ser mais facilmente reparados. Não são tão resistentes ao desgaste como a porcelana, embora as evidências sugiram que se desgastam a uma taxa semelhante à dos dentes naturais e são particularmente indicados se a restauração oposta for feita do mesmo material. Não conservam a sua aparência tão bem como a porcelana, mas para pontes de longa duração são clinicamente aceitáveis. Os pacientes que recebem pontes fixas extensas suportadas por implante em maxilares opostos podem referir problemas com o "ruído" e a sensação muito dura do contacto das superfícies de porcelana. As estruturas de titânio podem oferecer vantagens consideráveis em relação à utilização de ouro, em termos de custo e peso. O titânio não pode ser fundido da forma convencional, mas podem ser utilizados processos de fabrico para produzir estruturas maquinadas. Os procedimentos técnicos para as pontes sobre implantes são semelhantes aos das técnicas convencionais de coroas e pontes, mas são de salientar as seguintes características[79] :

• Uma réplica gengival suave é essencial para permitir o acesso às cabeças dos implantes subgengivais e

margens do pilar. A réplica gengival é amovível para verificar o ajuste marginal.
• É necessário o mais elevado nível possível de produção de estruturas metálicas para obter um

ajuste passivo.
• Deve ter-se o cuidado de assegurar que não ocorre qualquer distorção da estrutura durante a cozedura do

porcelana. Foram registados danos no encaixe da estrutura após o polimento acrílico de

pontes de arco completo se for manuseado de forma grosseira.
• As estruturas devem ser fundidas num metal com elevado teor de ouro compatível com a ponte de ouro

cilindros fornecidos pelos fabricantes. Vários laboratórios estão em condições de produzir titânio

que podem oferecer vantagens em relação às estruturas de ouro convencionais.
• A importância de relacionar a posição do implante com a posição desejada do dente antes de

A escolha do pilar já foi discutida. De igual importância no laboratório é a relação do pilar com a posição final do dente, de modo a que a estrutura seja a

contorno correto para suportar a parte estética da ponte e a forma oclusal correcta.

Muitos técnicos de prótese dentária preferem encerar toda a ponte e depois cortar o enceramento para dar espaço à porcelana ou à resina para assegurar este contorno (Figura 92).

Colocação da ponte
Se os pilares definitivos tiverem sido removidos entre consultas, devem ser colocados e apertados conforme recomendado, normalmente utilizando um dispositivo de torque. A ponte é assente sobre os pilares e o ajuste é verificado como referido acima. Não faz muito sentido tentar verificar visualmente a adaptação marginal, a não ser que as margens sejam supra-gengivais. É bastante normal que haja algum branqueamento gengival devido à pressão exercida sobre os tecidos moles pelo novo perfil da ponte. Os pacientes devem ser tranquilizados quanto ao facto de se tratar de um problema temporário. Se o ajuste for aceitável, a oclusão é verificada.

Aperto do parafuso da ponte
Em pontes de curta extensão, os parafusos podem ser apertados com um binário de 10 N.cm, manualmente ou com um dispositivo de aperto. As pontes grandes suportadas por implantes devem ser assentadas progressivamente para ajudar a um assentamento completo e evitar um aperto excessivo dos parafusos da ponte. Os parafusos no centro devem ser apertados à mão primeiro, movendo-se distalmente e alternando de um lado para o outro. Quando a ponte é colocada pela primeira vez, os orifícios de acesso aos parafusos devem ser selados com um pouco de algodão e material de enchimento temporário. Existe uma incidência significativa de afrouxamento precoce dos parafusos, particularmente em pontes longas.

Por conseguinte, a ponte deve ser verificada após 1-2 semanas e os parafusos da ponte devem ser verificados quanto ao seu aperto. O movimento de um parafuso em 90° ou menos é considerado aceitável. Se os parafusos estiverem mais frouxos do que isso, deve verificar novamente 1 a 2 semanas mais tarde. Não é habitual que um parafuso não mantenha o seu aperto pela segunda vez e, se tal acontecer, deve ser verificado cuidadosamente, pois pode indicar um mau ajuste da estrutura ou que a ponte está a ser sobrecarregada. Quando os parafusos estiverem bem apertados e o paciente tiver aprovado todos os aspectos da ponte, os orifícios de acesso aos parafusos podem ser selados permanentemente. De modo a permitir o acesso no futuro sem possíveis danos nas cabeças dos parafusos, estes devem ser cobertos primeiro com uma camada de guta percha amolecida ou material semelhante, que selará o espaço mas não endurecerá para que possa ser removido facilmente se necessário. A parte oclusal do orifício de acesso ao parafuso é melhor restaurada com um material de enchimento de resina composta fotopolimerizável de cor correspondente e a oclusão deve ser verificada posteriormente.

Cimentação de pontes

Após a conclusão de uma ponte cimentada, é necessário tomar uma decisão relativamente ao tipo de cimentação necessário. Com múltiplos pilares paralelos, a restauração não necessita de um cimento duro (permanente), porque isso tornará a ponte difícil de assentar completamente e impossibilitará a sua recuperação no futuro. Por conseguinte, as pontes sobre implantes podem ser cimentadas "permanentemente" com cimentos provisórios, desde que demonstrem uma boa retenção e estabilidade na prova. Quando a ponte é concluída pela primeira vez, é prudente cimentá-la provisoriamente para permitir que o paciente "viva com" a ponte durante um curto período de tempo e verifique o contorno, o aspeto e a fala antes da cimentação final.

O cimento provisório enfraquecido ou modificado é tudo o que será necessário. O assentamento provisório também permite que a gengiva se adapte ao novo contorno e tornará a cimentação final uma técnica mais fácil, porque a ponte não será impedida de assentar por um colar gengival apertado.

Antes da cimentação final, os parafusos do pilar são verificados quanto ao seu aperto e as ranhuras dos parafusos são seladas com guta percha. O cimento escolhido é misturado e colocado na ponte, sendo apenas necessária uma camada fina e o excesso de cimento deve ser reduzido ao mínimo para facilitar a sua remoção. Se tiver sido escolhido um cimento duro, como o fosfato de zinco, este não deve ser misturado como um material viscoso ou a ponte não assentará completamente. As margens devem ser verificadas com muito cuidado para garantir a remoção completa do excesso de cimento. A oclusão deve ser novamente verificada após a cimentação.

Unir dentes e implantes

Idealmente, os implantes não devem ser ligados a dentes naturais devido à mobilidade diferencial. Em particular, não é aconselhável que um dente seja ligado a uma ponte que é suportada por vários implantes. Nesta situação, a ponte será suportada apenas pelos implantes e o dente será supérfluo. Com o tempo, o dente pode soltar-se da ponte e invadir o alvéolo. Se o desenho ou outros factores ditarem a retenção de um dente, é aconselhável que o dente seja protegido por uma coifa de ouro, para que o movimento do dente da ponte não resulte num dente desprotegido que se torne cariado[80,81] .

O sucesso na ligação entre dentes e implantes pode ser alcançado se um único dente sólido e não móvel for ligado a um único implante (Figura 93). Embora ainda exista a diferença de propriedades entre os dois pilares, os ensaios clínicos demonstraram elevados níveis de sucesso, sem aumento da perda óssea ou complicações técnicas.

Mais uma vez, é aconselhável que o dente seja protegido com um coping de ouro da sub-ponte, que deve ser cimentado com cimento duro e a ponte com um material mais fraco. No caso de falha na cimentação da ponte, o dente não ficará exposto ao potencial de cárie na margem falhada. Estas pontes ligadas são úteis quando existe apenas volume ósseo suficiente para a colocação de um implante, mas o paciente necessita de dois dentes extra. A ligação do implante ao dente adjacente permitirá uma ponte cantilever de unidade única ou um desenho fixo-fixo com um dente e implante separados por uma única unidade em falta. Não se aconselha a colocação de uma junta como nas pontes convencionais, porque a junta continuará a permitir a intrusão do dente na ponte.

<h1 style="text-align:center">PRÓTESE SOBRE IMPLANTES[82]</h1>

Introdução
Nesta secção, aprenderemos os procedimentos clínicos envolvidos na construção de próteses sobre implantes. Muitos deles são, em princípio, idênticos aos utilizados na construção de próteses totais convencionais.

Seleção de pilares ou de encaixes de esferas:
Se tiver sido efectuado um procedimento de duas fases, o paciente deve ser visto cerca de 4 semanas após a cirurgia da segunda fase para a seleção de pilares ou encaixes de bola e impressões primárias. Se tiver sido efectuado um procedimento de uma fase, esta fase protética seria normalmente realizada cerca de 3 meses após a colocação do implante mandibular. Os pilares de cicatrização são removidos e a distância entre o topo do implante e a superfície da mucosa pode ser medida, por exemplo, com uma sonda periodontal (Figura 94).

O objetivo é conseguir o perfil mais baixo possível ao selecionar um pilar transmucoso para uma barra ou íman, ou ao selecionar um encaixe de bola, de modo a que os componentes protéticos estejam dentro do contorno pretendido da prótese. A partir do planeamento do tratamento e da construção da endoprótese, deve ter uma ideia geral do que é necessário. No entanto, é necessário fazer a seleção final depois de a mucosa ter cicatrizado à volta dos implantes. A maioria dos fabricantes fornece uma gama de pilares com comprimentos até 7 mm. O implante ITI/ Straumann tem o elemento transmucoso já incorporado no implante, pelo que não é possível fazer qualquer escolha nesta fase: a decisão já foi tomada aquando da colocação do implante. Existe apenas um tamanho de pilar em barra (Figura 95) ou de encaixe em bola.

O pilar padrão original da Nobel Biocare para barras e o encaixe de bola grande (Figura 96) tinha um comprimento mínimo de manga de 3 mm, pelo que existia uma potencial falta de espaço com implantes colocados superficialmente. O acessório de bola de 2,25 mm mais recente da Nobel Biocare tem um comprimento mínimo da manga do pilar de 1 mm (Figura 97). A coifa de ouro com cabeça de fixação Nobel Biocare, que encaixa diretamente no implante, pode ser reduzida em altura para permitir a construção de uma barra muito próxima da mucosa. Os pilares unitários AstraTech para barras ou ímanes variam em comprimento até 6 mm (Figura98) e os encaixes de bola têm uma gama semelhante.

Impressões primárias
Uma vez efectuadas as medições para os pilares ou encaixes de bola, os pilares de cicatrização devem ser substituídos e devem ser feitas impressões primárias. O objetivo destas impressões, normalmente feitas com material de impressão de alginato, é produzir moldes sobre os quais podem ser feitas moldeiras personalizadas. É selecionada uma moldeira adequada que permita uma espessura mínima de 3 mm de material de alginato e que cubra as principais áreas de referência. Na mandíbula, estas são os sulcos bucal, labial e lingual, as almofadas retromolares e as fossas retromilohióides; na maxila, estas são os sulcos bucal e labial, os entalhes hamulares e o palato.

As impressões dos pilares de cicatrização são necessárias para o desenho da moldeira personalizada. O recipiente do material de impressão de alginato deve ser agitado para homogeneizar as partículas de pó. A água e o pó são doseados utilizando as medidas do fabricante e deve ser utilizado um termómetro para ajustar a temperatura da água. Pode utilizar água mais quente para acelerar o tempo de presa nos doentes que têm um forte reflexo de vómito. Uma vez feita uma impressão satisfatória (Figuras 99), deve ser lavada, desinfectada, envolvida em gaze ou tecido húmido e colocada numa caixa hermética. Uma caixa tipo sanduíche de polietileno é ideal porque impede que a impressão seque e é rígida para evitar que a impressão seja esmagada durante o transporte para o laboratório dentário.

Construção de moldeiras personalizadas e impressões finais
É feita uma moldeira personalizada no molde primário a partir de material de moldeira de resina acrílica ou material de moldeira fotopolimerizável. O material de moldagem de poliéter é utilizado para as moldagens finais porque é suficientemente rígido para suportar os vários componentes protéticos que serão utilizados durante o procedimento de moldagem. Este material requer um espaçador de 1,25 mm, pelo que uma única folha de cera da placa de base é colocada no molde primário com o contorno desejado e são cortadas áreas para os batentes da moldeira (Figuras 100).

Coloca-se cera ou gesso extra à volta dos pilares para assegurar uma folga adequada e a moldeira é construída com janelas sobre os pilares; o material da moldeira é trazido verticalmente para envolver as coifas de impressão ou os encaixes de bola pretendidos (Figuras 101). Os sistemas de implantes dos vários fabricantes têm princípios semelhantes para efetuar a
impressões finais para próteses sobre implantes. O método padrão original para implantes retidos por barra
(e para os ímanes AstraTech) é mostrado nas Figuras 102 e envolve a fixação
de coifas de impressão de forma irregular através de pinos compridos nos pilares seleccionados que foram fixados aos implantes.

A moldeira personalizada tem uma janela através da qual os pinos sobressaem quando a impressão é efectuada. Depois de o material ter endurecido, os pinos são desapertados e a impressão é removida da boca com as coifas de impressão agora firmemente presas na impressão. Em seguida, as réplicas laboratoriais dos pilares são fixadas às coifas de impressão através dos pinos compridos, antes de encaixotar a impressão e vazar o molde. No método padrão, a posição do pilar é registada através da coifa, em vez de ser feita uma impressão da mesma. Com os sistemas de encaixe esférico, o parafuso do pilar tem uma cabeça esférica e é aparafusado no implante com a chave de parafusos adequada. O acessório esférico grande da Nobel Biocare é suficientemente grande para ter o orifício da chave de parafusos na cabeça esférica, mas todos os outros têm chaves que envolvem a bola e encaixam nas superfícies planas adequadas do colar. É efectuada a moldagem final dos encaixes de bola e são colocadas réplicas laboratoriais dos mesmos na moldagem antes de vazar o molde (Figuras 103).

O sistema de encaixe de bola AstraTech tem coifas de impressão de plástico que são colocadas sobre a bola (Figura 104) antes da impressão e permanecem na impressão quando esta é removida da boca. A vantagem desta coifa é que o encaixe entre ela e a réplica de laboratório é mais preciso do que com os encaixes de bola pequenos de outros fabricantes. Foi desenvolvido um tipo mais recente de coifa de impressão para próteses implanto-suportadas com barra, a coifa de impressão em barra. As coifas de impressão em barra são fixadas ao pilar já fixado ao implante e permanecem na boca quando a impressão é removida. As coifas de moldagem em barra são então desaparafusadas do pilar, fixadas a réplicas laboratoriais dos pilares e depois reinseridas na moldagem antes de se efetuar o vazamento do molde.

Uma vez feitas as impressões finais, os pilares ou os encaixes esféricos podem ser deixados nos implantes, mas as tampas de proteção são essenciais para os primeiros, para evitar que os restos de comida e o cálculo entrem no orifício do parafuso para os cilindros de ouro (Figura 105). O revestimento macio temporário na base de qualquer prótese que esteja a ser usada terá, obviamente, de ser mudado para acomodar os pilares e as tampas de proteção ou os encaixes de bola. Em alternativa, os pilares ou os encaixes esféricos podem ser removidos e os pilares de cicatrização substituídos até à fase seguinte. Neste caso, o revestimento provisório não precisa de ser alterado.

Registo da relação maxilomandibular:
Para a construção de próteses sobre implantes, tal como nas próteses completas convencionais, a relação espacial entre a maxila e a mandíbula é registada através da utilização de aros de oclusão em bases temporárias ou processadas. Os aros são moldados para prescrever a posição pretendida dos dentes anteriores e o plano oclusal, e são ajustados para se encontrarem uniformemente quando o doente se fecha na posição retruída, numa relação vertical que permite uma distância interoclusal suficiente (espaço livre).

Um material de ajuste é então introduzido entre as superfícies oclusais dos dois aros para registar a sua relação. A base do aro de oclusão pode incorporar toda ou parte da coifa de impressão para estabilizar o aro durante o procedimento de registo para uma dentadura retida por barra (Figura 106). Para uma dentadura retida por balastro, a base do rebordo pode incorporar as tampas de retenção actuais. As pequenas tampas de retenção dos encaixes de bola Nobel Biocare, AstraTech ou ITI/Staumann são melhor incorporadas numa base de resina acrílica curada a quente porque podem ser retiradas de uma base de cera (Figuras 107). As tampas de retenção grandes da Nobel Biocare têm uma área de superfície suficiente para permanecerem numa base de cera.

A relação vertical pretendida é determinada estabelecendo a relação vertical de repouso através de um compasso deslizante de utilização quase universal (um calibre de Willis) ou através da utilização de divisores que medem entre marcas no nariz e no queixo do doente. Por convenção, são subtraídos 4 mm da medição da relação vertical em repouso para chegar a uma relação vertical de oclusão proposta. Isto equivale a cerca de 2 mm de distância interoclusal (espaço livre) na região do primeiro molar. Qualquer que seja o método utilizado para avaliar estas dimensões, sempre se considerou essencial ter uma distância interoclusal suficiente para o máximo conforto das próteses completas convencionais. Não é claro se a presença de implantes altera ou não este requisito.

O método de localização da posição relativa de um rebordo de oclusão em relação ao outro é mostrado na Figura 108: é introduzido um material de fixação fluido entre as superfícies oclusais dos rebordos de oclusão, com um tempo de trabalho suficientemente longo para permitir um fecho mandibular guiado sem pressa para a posição retruída, um tempo de fixação suficientemente curto para que o material se fixe logo após este fecho e uma durabilidade suficiente para que o material permaneça intacto depois de os rebordos de oclusão serem removidos da boca.

Um registo de transferência do arco facial pode ser feito convenientemente ao mesmo tempo que o registo interoclusal, colocando a forquilha do arco facial no rebordo maxilar antes do registo ser feito. Depois de o material do registo interoclusal ter assentado, os aros são então estabilizados pelo doente, mantendo os aros juntos, enquanto o compasso do arco facial é posicionado sobre a forquilha e o ponteiro infra-orbital é ajustado (Figura 109).

Após a realização do registo de transferência do arco facial, todo o conjunto é removido do paciente e desinfectado. O molde maxilar é então montado no membro superior de um articulador semi-ajustável com gesso de montagem de baixa expansão e com a utilização de um suporte de arco facial. O molde mandibular é montado assim que o gesso de montagem maxilar tiver assentado.

Seleção de dentes de dentadura :
Em geral, o objetivo deve ser selecionar dentes de prótese que se assemelhem aos dentes naturais originais e dispô-los de forma semelhante. Isto produzirá normalmente as próteses de aspeto mais natural e o doente adaptar-se-á a elas mais rapidamente. As fotografias dos dentes originais do doente ajudarão neste procedimento, mas os dentes da prótese podem necessitar de ajustar os bordos incisais para simular o desgaste. Os dentes posteriores devem ser seleccionados com o mesmo cuidado que os dentes anteriores.

Para a dentadura mandibular, o espaço disponível vai desde a superfície distal do canino proposto até ao início de qualquer inclinação até à almofada retromolar. Pode ser possível encaixar dois pré-molares e dois molares neste espaço, mas ocasionalmente pode ser necessário omitir um segundo molar ou um pré-molar, especialmente num doente com uma relação maxilar de Classe 2. Em geral, as superfícies oclusais estreitas são desejáveis para aumentar a eficiência mastigatória, mas em doentes com relações esqueléticas de Classe 2 ou Classe 3 podem ser necessárias superfícies oclusais mais largas para desenvolver e manter o contacto oclusal numa série de posições mandibulares.

Conclusão das próteses sobre implantes :
Quando está a ser usado um sistema de retenção de barra e clipe, a barra é agora construída com referência à posição do dente anterior e ao contorno da dentadura (Figuras 110). A barra deve ser experimentada na boca antes de completar a prótese. Se a barra não encaixar nos pilares na boca (Figura 18), deve ser examinada cuidadosamente no molde. Se a barra não encaixar no molde, deve ser cortada e resolvida ou refeita de modo a encaixar.

Depois, pode ser novamente experimentada na boca. Se a barra demonstrar um ajuste passivo nos pilares (Figura 111), então a dentadura pode ser terminada. Se a barra não demonstrar um ajuste passivo, a impressão final deve estar errada e terá que ser repetida.

Se, no entanto, tiver efectuado a prova de compósito mencionada anteriormente, isto pode ser evitado. Idealmente, os dentes posteriores devem ser colocados numa oclusão bilateral equilibrada. Muito tem sido escrito sobre as vantagens e desvantagens de tal oclusão. As próteses sobre implantes devem agora ser terminadas com todos os clips fixados à barra sobre os espaçadores apropriados e todos os elementos de retenção dos clips, exceto os de retenção, devem ser bloqueados com gesso, antes de serem embalados e processados da forma habitual (Figuras 113). Quando são utilizados acessórios esféricos, as tampas de retenção são fixadas às réplicas de laboratório e novamente bloqueadas com gesso. Se forem utilizados ímanes, estes são fixados às réplicas com cola de cianoacrilato. Ocasionalmente, será necessário tingir a gengiva quando o doente tem pigmentação de melanina (Figura 114).

Colocação de próteses sobre implantes :
Os pilares de cicatrização que tenham sido deixados no local entre as fases clínicas devem ser desaparafusados e os pilares definitivos para barras, ímanes ou esferas

Os encaixes devem ser colocados. Pode utilizar uma chave dinamométrica, mas o aperto manual tem sido geralmente suficiente para os componentes sob as próteses sobre implantes. As barras devem agora ser fixadas com os parafusos apropriados. As próteses devem ser revestidas com pasta indicadora de pressão para identificar as áreas de pressão, especialmente as criadas pelos batentes da bandeja. Estas áreas devem ser ajustadas com uma broca de resina acrílica, assim como quaisquer arestas afiadas óbvias (Figuras 115).

Um novo registo interoclusal e a remontagem das dentaduras num articulador para os ajustes oclusais finais são sempre recomendados para obter melhores resultados (Figura 1116). Quaisquer pequenos erros clínicos ou alterações de processamento podem ser corrigidos através deste procedimento. Depois de as próteses terem sido colocadas, o doente deve, idealmente, ser visto dentro de 48 horas para quaisquer ajustes necessários. O doente deve ser avisado de que é provável que sinta alguma dor. Esta pode ser causada por áreas de pressão na impressão final, sobreextensão ou falhas na oclusão. A utilização de pasta indicadora de pressão e o procedimento de remontagem reduzirão a prevalência de desconforto pós-inserção. Ocasionalmente, a sobreextensão será causada pela natureza viscosa do material de moldagem de poliéter, se a moldeira personalizada não tiver sido estendida corretamente. Para além disso, é muito difícil fazer impressões para próteses sobre implantes por qualquer outro método que não seja um método estático: os materiais adequados para impressões funcionais não são realmente adequados para apanhar os componentes das próteses sobre implantes ou suficientemente rígidos para segurar as réplicas de laboratório. O doente deve ser visto regularmente até que as próteses estejam confortáveis e depois deve ser revisto pelo menos uma vez por ano como parte de um programa de manutenção regular.

IMPLANTES EM PRÓTESE MAXILOFACIAL

O fabrico de próteses faciais é tanto uma arte como uma ciência. A forma, a coloração e a textura da prótese devem ser tão indistintas quanto possível dos tecidos naturais circundantes. A prótese construída de forma ideal deve duplicar as características faciais em falta de forma tão precisa que o observador casual não note nada que chame a atenção para a reconstrução protética. Os esforços de reabilitação só podem ser bem sucedidos quando os pacientes podem aparecer em público sem receio de atrair atenções indesejadas.

A construção de uma prótese facial consiste em quatro etapas:

1. Impregnação de moulage e fabrico de moldes de trabalho

2. Escultura e formação de padrões

3. Fabrico de moldes

4. Prosseguimento de próteses com manchas intrínsecas e extrínsecas.

A prótese maxilofacial é a ferramenta importante utilizada na reabilitação destes defeitos. No entanto, para que os resultados sejam bem sucedidos, é necessário que a prótese tenha retenção, estabilidade e suporte adequados. Os implantes osseointegrados têm demonstrado ser o ativo mais útil na retenção, estabilidade e suporte quando comparados com outras próteses convencionais. Uma das tarefas mais desafiantes que os prostodontistas maxilofaciais enfrentam é o desenvolvimento de um material adequado, durável e estético para utilizar na reabilitação de pacientes com desfigurações orofaciais. Na construção de próteses maxilofaciais, deve ser utilizado um material durável e estável que mantenha as características dos tecidos vivos, como a cor, a suavidade, a flexibilidade e a resistência ao rasgamento, e que esteja disponível a um custo razoável.

Papel da Osteointegração na Prótese Maxilofacial:

A restauração de defeitos maxilofaciais melhorou significativamente com o desenvolvimento de novos materiais e avanços nas técnicas clínicas, cirúrgicas e laboratoriais. Estes avanços, especificamente a utilização de implantes endósseos, melhoraram a retenção, a estabilidade e a estética, resultando em próteses com um aspeto e funcionamento mais naturais.

O termo osteointegração é definido como uma "ligação estrutural e funcional direta entre o osso vivo e ordenado e a superfície de um implante portador de carga".

Os elementos de retenção de titânio foram integrados no tecido ósseo próximo do defeito, proporcionando assim a ancoragem da prótese através de retenção mecânica ou magnética. O osso nas regiões temporal, orbital e média da face raramente é adequado para a colocação de implantes concebidos para utilização maxilofacial. Os implantes craniofaciais são fabricados em titânio comercialmente puro e têm um comprimento curto de cerca de 3-5 mm e uma plataforma com cerca de 5 mm de diâmetro. O rebordo aumenta a área de superfície do implante em contacto com o osso, as perfurações no rebordo acrescentam uma área de superfície adicional e proporcionam estabilização mecânica e impedem a penetração indevida no compartimento inferior (Figura 1, 2). É utilizado um procedimento cirúrgico de duas fases, basicamente o mesmo que o utilizado na aplicação intra-oral. A colocação cirúrgica pode ser efectuada com anestesia local. Os locais dos implantes são preparados e preparados da forma habitual.

Prótese retida por implante versus prótese maxilofacial retida por adesivo:

O principal desenvolvimento nos últimos anos tem sido a utilização de implantes osseointegrados para retenção. A utilização de implantes osseointegrados está destinada a ter um impacto dramático na restauração de defeitos faciais. A retenção e o suporte derivados destes implantes eliminam algumas das principais limitações das restaurações faciais retidas por adesivo.

1.   Melhoria da retenção e estabilidade da prótese.

2.   Eliminação de reacções cutâneas ocasionais aos adesivos.

3.   Facilidade e precisão avançada na colocação de próteses.

4.   Melhoria da higiene da pele e do conforto do doente.

5.   Diminuição da manutenção diária associada à remoção e reaplicação de adesivos cutâneos.

6.   Aumento do tempo de vida da restauração facial quando se utilizam adesivos cutâneos para retenção, estes têm de ser removidos e reaplicados diariamente, levando à perda de corantes na margem da prótese.

7.   Linhas de junção melhoradas entre a prótese e a pele Quando uma prótese implanto-retida é fabricada, as suas margens podem ser mais finas e pode ser desenvolvida uma pressão positiva com a prótese.

Desvantagens dos adesivos utilizados na retenção de próteses maxilofaciais:

1.   A prótese retida por adesivo requer a remoção diária do adesivo, o que pode danificar as cores extrínsecas da superfície facial e pode eventualmente resultar em perda de margem.

2.   Os adesivos tendem a danificar gradualmente a margem da prótese com a utilização diária e podem ter tendência a perder a ligação adesiva se houver transpiração.

3.   Os adesivos provocam uma reação alérgica na pele se forem utilizados durante muito tempo.

4.   As colas de silicone requerem solventes de silicone para limpeza, o que pode causar a deterioração do material de base.

Reconstrução de defeitos orbitais:

Os implantes em defeitos orbitais reduzem a necessidade de adesivos e permitem uma fácil aplicação e remoção da prótese._**Os problemas** associados aos adesivos na região temporal são mais prevalentes na órbita. As características de canal cego de um defeito orbitário, combinadas com a selagem da margem com adesivos, aumentam a acumulação de humidade atrás da prótese. A acumulação crónica de humidade na pele é caracterizada por uma inflamação acentuada, que afecta a saúde dos tecidos moles. Esta inflamação pode causar desconforto e afetar negativamente a adaptação e a qualidade estética da prótese. Os implantes extra-orais podem fornecer suporte e retenção para próteses orbitais, que são muito superiores aos obtidos com adesivos cutâneos.

Para uma prótese orbital, os implantes são colocados idealmente à volta do defeito dentro do rebordo orbital (Figura 3). Devido à anatomia óssea, a colocação é frequentemente limitada aos aspectos superior e lateral do rebordo. Os implantes devem ser colocados dentro dos limites do defeito e paralelos ou ligeiramente para dentro em relação ao plano frontal, de modo a não interferir com os contornos ideais da prótese.

Em defeitos orbitais mais extensos, os implantes podem ser colocados no zigoma ou na maxila.

Várias opções de retenção:

Nos defeitos orbitais, são utilizadas basicamente cinco opções de retenção:

1.   Clipes de extremidade de barra.

2.   Barra e ímanes.

3.   Ímanes individuais.

4.   Acessórios para bolas.

5.   Uma combinação destes.

<u>Construção em barra com clipes de retenção:</u>

Uma construção de barra é um fio soldado aos cilindros de ouro e montado nos pilares por parafusos de ouro (Figura 4). Os clipes de retenção são colocados no aspeto interior da placa de acrílico, proporcionando uma posição rígida e segura para a prótese. Este tipo de construção proporciona uma boa retenção para defeitos grandes que tenham implantes apenas no rebordo orbital superior para suportar a prótese.

<u>Ímanes individuais:</u>

O sistema de retenção individual consiste numa tampa magnética que é rosqueada no pilar e um íman colocado no lado de encaixe da prótese (Figura 5). Num defeito orbital com implantes no rebordo orbital superior e inferior, recomenda-se o sistema de íman individual. Este tipo é especialmente recomendado quando existe um defeito pouco profundo com espaço insuficiente para uma construção de barra e clip.

Vantagens:

1.   É fácil para os pacientes manterem uma boa higiene à volta dos pilares.

2.   Fácil de colocar e retirar a prótese.

<u>Acessórios para bolas:</u>

Quando o defeito é pouco profundo, os encaixes esféricos são uma opinião de retenção porque ocupam pouco espaço atrás da prótese (Figura 6). Três implantes criando um tripé são imperativos para proporcionar uma retenção e estabilidade satisfatórias.

<u>Pilar da consola:</u>

Em casos com pequenos defeitos fechados, em que dois implantes estão inseridos no rebordo superior e um existe no rebordo orbital inferior, e em que as direcções dos implantes estão em ângulos difíceis entre si, as opções de pilar protético são melhoradas através da utilização de um pilar de consola (Figura 7). Este dispositivo pode alterar o ângulo de uma fixação em relação a outra, facilitando assim a fixação da prótese.

Desenhos de implantes utilizados na reconstrução de defeitos nasais:

Os defeitos nasomaxilares ou nasolabiais causam problemas funcionais e estéticos, que podem exigir capacidade de carga por parte dos locais de fixação, especialmente as forças labiais que deslocam a prótese.

Os implantes para ancorar uma prótese nasal podem ser colocados nos ossos maxilares e frontais (Figura 8). A colocação dos implantes deve ser efectuada dentro dos limites dos contornos exteriores da prótese. A localização dos seios frontais e a margem superior da prótese são factores limitantes na colocação de implantes no aspeto superior do defeito. Se os implantes forem colocados na parte inferior do defeito, deve ter cuidado para que haja acesso aos componentes de retenção.

Desenhos de implantes utilizados na reconstrução de defeitos auriculares:

Para uma prótese auricular, os implantes são colocados na região pós-auricular. Esta zona corresponde à localização da hélice e da anti-hélice (Figura 9).

Tjellstrom e seus colaboradores descreveram que a localização dos implantes deve ser de 18 a 20 mm do centro do meato auditivo externo.

Para uma prótese auricular, dois a três implantes são normalmente suficientes para uma retenção satisfatória e a posição ideal é de aproximadamente 20 mm a partir do centro do canal auditivo externo. Esta posição ajuda na construção de uma barra de contorno adequado com a crista anti-hélix para permitir ao anaplastologista fazer uma prótese suficientemente profunda para produzir um bom resultado cosmético.

<u>Sistemas de retenção ou acessórios:</u>

Dois sistemas de retenção são utilizados separadamente ou combinados.

1.	Utilização de uma barra de liga de ouro com cerca de 2 mm de diâmetro, que é soldada aos cilindros de ouro e fixada aos pilares. Os clipes de retenção são incorporados na prótese para fixação à barra.

2.	Técnica de retenção através da utilização de ímanes.

Podem ser fabricadas barras de liga de ouro para reter os ímanes, que estão ligados aos pilares. Os ímanes têm normalmente 6 mm de diâmetro e 2 mm de espessura. A estrutura da barra deve ser concebida de modo a conter um alojamento para os ímanes, que são selados em resina acrílica.

<u>Componentes cirúrgicos:</u>

Todas as fixações e parafusos de cobertura são feitos de titânio puro:

Dispositivos de flange 3,75 x 3 mm

Dispositivos de flange 3,75 x 4 mm

<u>Desenhos de implantes utilizados na reconstrução de defeitos do terço médio da face:</u>

Os defeitos do terço médio da face resultam frequentemente de procedimentos ablativos utilizados para controlar malignidades das estruturas nasais e maxilares. As cirurgias podem produzir um pequeno defeito nos tecidos moles ou um defeito maciço envolvendo estruturas intra-orais e extra-orais. À medida que o tamanho do defeito se expande para envolver as estruturas intra-orais, os músculos da expressão facial e os músculos da mastigação, a complexidade da reabilitação protética aumenta.

Os defeitos que envolvem estruturas palatinas e extra-orais são frequentemente retidos ligando as próteses intra-orais e extra-orais.

Este processo envolve a utilização de adesivos combinados com a retenção magnética entre as duas próteses. Esta técnica aumenta a retenção da prótese facial, mas pode afetar negativamente a sua estabilidade. O movimento da prótese intra-oral é transferido para a prótese facial, produzindo uma aparência percetível e não natural. A remoção de qualquer uma das próteses pode afetar negativamente a retenção da outra, exigindo que esta também seja removida. Tal como acontece com as próteses orbitais e auriculares, a reabilitação na região do terço médio da face com os implantes endósseos irá melhorar a retenção, a estabilidade e a estética da prótese.

Jenson D.T. et al (1992) descreveram os locais disponíveis para a colocação de implantes na região médio-facial e sugeriram uma classificação de locais craniofaciais para implantes osseointegrados.

1.　　Sítios alfa: Estes têm 6 mm ou mais de volume ósseo axial disponível para implantes dentários. As áreas mais comuns do esqueleto facial com este volume de osso disponível são o maxilar anterior, através da fossa nasal, o zigoma, o arco zigomático e a região periorbital lateral.

2.　　Sítios beta: Estes terão 4 a 5 mm de osso disponível, permitindo a utilização de um implante craniofacial de 4 mm. Estas áreas são os rebordos orbitais superior, lateral e inferolateral, bem como grande parte do osso temporal e do zigoma.

3.　　Sítios delta: Estes são locais marginais com 3 mm ou menos de volume ósseo disponível. As localizações no osso temporal, rebordo piriforme, rebordo infra-orbital, osso nasal, contraforte zigomático e arco zigomático requerem a utilização de implantes craniofaciais de 3 mm.

Considerações sobre o desenho do implante em defeitos de maxilectomia:

A maioria dos tumores que requerem ressecção maxilar tem origem no seio paranasal ou no epitélio palatino ou nas glândulas salivares menores presentes na submucosa. A ressecção destes tumores requer uma maxillectomia radical ou total.

A reabilitação protética na maxilectomia não deve apenas proporcionar o fechamento entre a cavidade oral e a nasal, mas também substituir os dentes e dar suporte ao lábio superior e aos tecidos moles anteriores da face. Como a maioria dos componentes esqueléticos para ancoragem foram removidos na cirurgia, a ancoragem deve ser obtida a partir do zigoma e da região pterigoide.

<u>Considerações sobre o desenho do implante Defeitos mandibulares:</u>

O tratamento dos tumores malignos associados à língua, mandíbula e estruturas adjacentes representa um desafio para o cirurgião e protésico, no que diz respeito ao controlo da doença primária e à reabilitação após o tratamento. Os locais intra-orais mais comuns para o carcinoma de células escamosas são a margem lateral da língua e o soalho da boca. Ambas as localizações predispõem a mandíbula à invasão do tumor, necessitando frequentemente da sua ressecção juntamente com grandes porções da língua, do pavimento da boca e dos linfáticos regionais.

William Morton (1868) construiu uma prótese nasal em porcelana para uma senhora de Boston cujo nariz foi perdido devido a uma doença maligna. A prótese foi fixada em óculos.

- Tetamore (1894) descreveu e ilustrou nove casos de deformidades nasais, que foram tratados com próteses nasais feitas de "material plástico muito leve", que se aproximava da cor natural. Eram fixadas no rosto por óculos em arco.
- No final do século XIX, a vulcanite já tinha provado o seu valor na prótese dentária e substituiu a maioria dos materiais anteriores, como o acetato de celulose, a cerâmica e os metais.
- Na Alemanha (1913), os compostos de gelatina e glicerina atraíram muita atenção. O material era fácil de compor e simples de manipular, e possuía maleabilidade, translucidez e adaptabilidade da coloração intrínseca para combinar com a pele.
- A contribuição mais significativa da era do látex pré-vulcanizado foi o facto de ter dado o impulso, no início da década de 1930,

para a continuação da investigação sobre as qualidades desejáveis do látex.
* Bulbulian e Clarke (1965) introduziram o látex prevulcanizado na construção de próteses maxilofaciais.
* Fonder e Winnetka (1955) apresentaram um artigo intitulado "Materiais dentários e competências em prótese oral e maxilofacial". Utilizaram resina acrílica para o fabrico de fendas palatinas, orelhas, narizes e outras partes do rosto em falta.
* Lontz J.F. (1990) descreveu a utilização da maioria dos materiais biomédicos gerais, como polímeros acrílicos, poliuretanos e elastómeros de silicone, no fabrico de vários materiais.

Os resultados de grande sucesso têm sido obtidos com a prótese maxilofacial retida por implantes. A utilização da osseointegração na prótese maxilofacial ultrapassa as muitas limitações associadas à prótese convencional. Isto continuará a ser uma revolução na reabilitação maxilofacial.

Os materiais maxilofaciais atualmente disponíveis ainda não satisfazem as necessidades dos doentes. A possibilidade de fabricar próteses de alta qualidade, semelhantes às da vida, na região facial exigiria um material perfeito que incluísse todas as propriedades necessárias de um material ideal.

MANUTENÇÃO DE IMPLANTES DENTÁRIOS

Um pré-requisito para o sucesso de um implante dentário endósseo deve ser a obtenção de um selamento perimucoso do tecido mole à superfície do implante. A não obtenção ou manutenção deste selamento resulta na migração apical do epitélio para a interface osso-implante e no possível encapsulamento completo da porção endóssea ou radicular do sistema de implante.

Área perimucosa ou transgengival:

Na dentição natural, o epitélio juncional fornece um selo na base do sulco contra a penetração de substâncias químicas e bacterianas. Se o selamento for rompido ou se as fibras apicais ao epitélio forem lisadas ou destruídas, o epitélio migra rapidamente na direção apical, formando uma bolsa após a clivagem do tecido mole da superfície radicular. Uma vez que não existe cimento ou inserção de fibras na superfície de um implante endósseo, o selamento perimucoso é importante. Se se perder, a bolsa periodontal estende-se até às estruturas ósseas. É possível um selamento perimucoso no caso de um implante dentário endósseo? Se não for, a única barreira para a completa invaginação epitelial perto do osso da crista seria o tónus dos tecidos gengivais através das fibras circulares nos tecidos moles supracrestais.[84] Gould et al. relataram que as células epiteliais se fixam à superfície do titânio da mesma forma que as células epiteliais se fixam à superfície de um dente natural, ou seja, uma lâmina basal e a formação de hemidesmossomas. Schroeder et al[8] 5. observaram que, se o pilar do implante estivesse situado numa região de mucosa imóvel e queratinizada, seria visível um sinal de adesão das células epiteliais à superfície pulverizada com titânio. Wennstrom[85,86] discorda de Schroeder, defendendo que a falta de gengiva queratinizada não é necessariamente uma situação vulnerável e que uma mucosa móvel à volta do colo do implante, se mantida, permitirá o sucesso. Para apoiar a sua premissa, Wennstrom cita a presença de gengiva queratinizada aderente em 67% (DP 24) e 51% (DP 31) das superfícies bucal e lingual/ mandíbulas nos estudos prospectivos e retrospectivos de Adell et al[87] . nos quais estão documentadas taxas de sobrevivência de 5 a 12 anos de 84% e 93%, para a maxila e mandíbula, respetivamente.

Jansen[88] contestou os resultados de Gould e referiu que os contactos do tipo hemidesmossoma foram observados apenas em apatite ou poliestireno, nunca em superfícies metálicas ou de carbono. Considerou que os seus resultados podem ter sido diferentes dos de Gould devido a diferenças na população celular, nas condições de cultura ou no tratamento do substrato de titânio utilizado. Independentemente disso, não existe qualquer vedação biológica ou ligação de natureza previsível entre o tecido mole e a superfície do implante, e a adaptação do tecido mole e da superfície do implante na área transgengival resulta mais do tónus e da aproximação do que de qualquer ligação epitelial juncional à superfície do implante.

Se é verdade que a fixação do hemidesmossoma epitelial juncional não é previsível num sistema metálico, será que se pode fazer alguma coisa para retardar a invaginação epitelial? Recorrendo a uma série de animais de laboratório, von Recum et al[8] 9. utilizaram colagénio e fibronectina para promover a proliferação fibroblástica e a fixação; a premissa baseou-se no trabalho de Kleinman et al[90] ., que demonstrou que a fibronectina ligada ao colagénio proporcionava um excelente substrato para a fixação de células in vitro. Von Recum descobriu que o colagénio não aumentava a fixação; pelo contrário, a fibronectina retardava a cicatrização quando aplicada a uma superfície de implante. Relatou que o epitélio nos seus animais migrava apicalmente a uma taxa de 2,0 mm por semana e acabaria previsivelmente perto da crista óssea se o processo não fosse impedido ou interrompido.

Lowenberg et al.[9] 1 relataram bons resultados, no entanto, utilizando um colagénio bovino sobre liga de titânio (Ti6A14V) para aumentar a fixação fibroblástica e a atividade mitótica num estudo de 14 dias em que a fatia de raiz desmineralizada foi utilizada como controlo. Os autores demonstraram que uma liga revestida com colagénio apresentou os mesmos resultados de fixação que as fatias de raiz desmineralizadas. Numa comparação direta, não foi evidenciada qualquer fixação na liga não revestida. Noutro estudo dos mesmos autores[92] , comparando a fixação de fibroblastos ao Ti6A14V e a uma liga de zircónio, não houve diferença entre os materiais em termos de crescimento de fibroblastos. O estudo também mostrou uma melhor fixação numa superfície lisa, mas uma melhor orientação das células numa superfície porosa ou rugosa. Kasten et al.[93] semearam células epiteliais a 75.000 células/mL nas superfícies de titânio, liga de titânio, titânio pulverizado por plasma, safira de cristal único e hidroxilapatias (HA) lisas e rugosas com e sem revestimento de colagénio. Quando documentada às 20 horas, a análise de dez campos ou materiais indicou que as células epiteliais gengivais humanas aderiram 3 vezes mais frequentemente às superfícies de HA e safira do que aos implantes metálicos ou de titânio. Em nenhum caso a adesão e o crescimento das células à liga de titânio (7,6 células/campo), ao titânio pulverizado com plasma *(7,7* células/campo) ou ao titânio comercialmente puro (8,6 células/campo) foi comparável à safira (24,2 células/campo) ou à HA (até 44,1 células/campo). O controlo da raiz, como comparação, apresentou uma média de 35,3 células/campo numa média de dez campos. Curiosamente, a adição de colagénio à HA rugosa não melhorou consideravelmente a atividade, ao passo que o revestimento da superfície lisa da HA com colagénio aumentou a aderência à superfície e o crescimento das células epiteliais de 22,0 células/campo sem revestimento para 44,1 células/campo com revestimento. Isto parece corroborar o trabalho de Lowenberg relativo ao facto de uma superfície lisa ser melhor para a aderência das células, mas também leva à conclusão de que as superfícies não são todas iguais, porque os substratos metálicos também tem uma textura de superfície lisa e tiveram um desempenho fraco numa comparação do crescimento e da adesão das células epiteliais. O efeito do revestimento de colagénio na adesão das células necessita de ser reavaliado e estudado mais aprofundadamente.

A laminina foi recentemente associada à adesão de células epiteliais e à prevenção do crescimento do tecido conjuntivo; é um potente quimio-trator e, em teoria, poderia impedir a migração de células epiteliais. Seitz et al.[94] descreveram uma adesão previsível ao Bioglass quando a superfície foi revestida com laminina. Estudos efectuados durante um período de 4 meses em cães[95] demonstraram uma clivagem do tecido mole, com invaginação epitelial profunda quando o tecido foi aproximado

para uma superfície lisa de titânio. Em última análise, se o selamento perimucoso se romper ou não estiver presente, existe uma bolsa e a área está sujeita a doenças do tipo periodontal com os consequentes defeitos ósseos

Para facilitar os procedimentos de cuidados domiciliários, o colo do implante deve ser liso e não poroso. DePorter et al.[96] colocaram implantes Ti6A14V em cães com tamanhos de poro de 50 a 200 urn. Estes eram porosos não só na parte da raiz, mas também na área transgengival. O estudo foi terminado prematuramente devido à perda óssea grave e à esfoliação dos sistemas de implantes. Klawitter et al. colocaram 44 implantes de alumina porosa em cães; num período de 6 meses, apenas 2 dos 44 implantes ainda estavam colocados. Os restantes tinham esfoliado face à inflamação e à perda óssea acentuadas. Hottel e Gibbons[97] referiram que uma porosidade superficial aleatória predispõe o implante a desenvolver uma cápsula fibrosa espessa, ao passo que um implante totalmente denso
A superfície rugosa na área transgengival era mais suscetível de efetuar um selamento perimucoso na interface, concluindo que uma superfície rugosa na área transgengival era extremamente prejudicial para a saúde dos tecidos.

Retenção Fibro-Ossea vs. Osteointegração:
Os dois meios básicos de retenção de um implante dentário endósseo em função são a retenção fibro-óssea e a osteointegração. De acordo com o Glossário de Termos da Academia Americana de Implantologia (AAID) (1986),[98] o termo, a retenção fibro-óssea é definida como o contacto tecido-implante: interposição de tecido colagénio denso e

saudável entre o implante e o osso. Um defensor da teoria fibro-óssea da fixação de implantes, Weiss[99] defende a presença de fibras de colagénio na interface entre o implante e o osso e interpreta-a como uma membrana peri-implantar com um efeito osteogénico. Considera que as fibras de colagénio investem o implante, tendo origem numa trabécula de osso esponjoso de um lado, contornando o implante e reinserindo-se numa trabécula do outro lado. Quando a função é aplicada ao implante, é aplicada tensão à(s) fibra(s); as forças mais próximas da interface do implante causam uma compressão das fibras, com uma tensão correspondente nas fibras colocadas ou inseridas nas trabéculas. A diferença entre o aspeto interno (compressão) e o aspeto externo (tensão) dos componentes do tecido conjuntivo resulta numa corrente bioeléctrica; e esta corrente (efeito piezoelétrico) induz a diferenciação em componentes do tecido conjuntivo associados à manutenção do osso. Daí a premissa de que as fibras são osteogénicas.

Weiss[100] especula que o implante cilíndrico ou em forma de raiz, atualmente de uso comum, seria investido com uma fibra demasiado longa, na qual as forças oclusais transmitidas seriam dissipadas e o efeito bioelétrico benéfico não seria produzido. Na sua teoria, as fibras em torno de um implante do tipo lâmina, espiral ou pino seriam suficientemente curtas para o efeito piezoelétrico ou osteogénico. Por outras palavras, o tecido conjuntivo na interface de um implante endósseo é uma entidade funcional e desejável e está diretamente relacionado com o desenho do implante e o comprimento da fibra mais do que qualquer outro fator em termos de função.

A literatura é contraditória. Harms e Mausle inseriram uma série de implantes cilíndricos de Ti6Al4V nos ossos longos de ratos e cães e descreveram uma camada de tecido mole após um período de 1 ano. Kohler[101] descreveu uma interface de tecido fibroso de 50 a 250 |xm de espessura à volta de implantes de titânio em cães. Cook et al.[102] relataram uma camada fibrosa com uma a duas camadas de células de espessura entre o implante e o osso em implantes de titânio poroso, titânio texturado e liga de cobalto-crómio-molibdénio.

Outros autores, no entanto, não referiram qualquer interface de tecido mole ou tecido conjuntivo entre o osso e o implante de titânio. Linder e Lundskog[103] inseriram implantes cilíndricos de titânio em tíbias de coelhos, "semi-carregaram-nos" e não encontraram qualquer interface de tecido conjuntivo. Karagianes[104] inseriu implantes de titânio poroso em suínos em miniatura e descreveu uma ancoragem óssea. Schroeder et al.[105] inseriram implantes dentários de titânio poroso pulverizado com plasma (superfície de grão) em maxilares de macacos e descreveram uma ancoragem óssea sem tecido mole interposto. Mas o principal defensor da filosofia de que a ausência de tecido conjuntivo na interface osso-implante é a chave para o sucesso clínico na implantologia endóssea é o Dr. Per-Ingvar Branemark, que cunhou o termo osseointegração e o explicou no seu texto, *Tissue Integrated Prostheses: Osseointegration in Clinical Dentistry[106]* . De acordo com o Glossário de Termos da AAID, a osseointegração é um contacto estabelecido entre o osso normal e remodelado e uma superfície de implante *sem* a interposição de tecido não ósseo ou conjuntivo. No entanto, deve ter em conta que nunca existe uma interface osso-implante a 100%.

Johansson e Albrektsson[107] relataram uma interface de tecido fibroso 1 mês após a implantação, uma média de 50% de contacto osso-implante aos 3 meses, uma superfície osso-implante de 65% aos 6 meses e uma média de 85% de contacto osso-implante 1 ano após a inserção de um sistema tipo parafuso em coelhos. Outros autores referem uma média de 25% a 75% de osteointegração no caso de sucesso, sendo o restante constituído por tecidos não mineralizados (vasos, nervos, tecido conjuntivo, etc.). A extrema variação no contacto osso-implante pode ser demonstrada em duas figuras em que implantes cilíndricos não carregados, pulverizados com plasma, foram colocados em cães durante um período de 4 meses; ambos estavam clinicamente imóveis após a reabertura, mas nenhum demonstrou a completa investidura do sistema com osso. Os proponentes das duas teorias de retenção e estabilização de implantes (fibro-ósseo vs. osseointegração) estão totalmente em desacordo nas suas filosofias de manutenção de tecidos em relação à função. De acordo com Weiss, é a diferença entre afunção e hipofunção, ou entre submergir a porção endóssea do implante durante 3 a 6 meses (como defendido por Branemark[106]) ou protegê-lo num modo hipofuncional desde o dia da inserção até o colocar em plena função 1 a 2 meses após a colocação (como defendido por Weiss2). Weiss concorda que um sistema submersível e afuncional permitirá a aposição óssea direta (osteointegração), mas considera que a submersão do implante irá, na realidade, retardar a cicatrização e que, quando o implante é colocado em plena função a partir de um modo afuncional, o resultado será uma falha em breve. Branemark teoriza que o implante deve estar protegido e completamente fora de função, uma vez que prevê uma fase de cicatrização de 0 a 12 meses em que se forma osso novo junto ao implante imóvel e em repouso; uma fase de remodelação de 3 a 18 meses em que o implante é exposto a forças mastigatórias; e um estado estável após 18 meses, em que existe um equilíbrio entre as forças que actuam sobre o implante e as capacidades de remodelação do osso de ancoragem. Como documentação para apoiar a sua premissa, é citado o trabalho de Adell et al., no qual ocorre uma perda óssea de 1 a 1,5 mm durante o primeiro ano (como resultado do trauma cirúrgico) e uma perda óssea marginal subsequente de 0,05 a 0,1 mm ocorre anualmente após o primeiro ano (conforme medido por radiografias padronizadas).

Exatamente, o que acontece quando um implante é colocado no osso? Roberts et al.[108] relata um calo em ponte que se origina a poucos milímetros do local do implante e uma rede de osso tecido que atinge a superfície do implante em aproximadamente 6 semanas. É sua firme convicção que este calo em ponte requer total estabilidade e imobilidade e tem muito pouca capacidade de carga. A estrutura de treliça do osso tecido é preenchida com lamelas bem organizadas, e isto não ocorre para atingir a capacidade máxima de transporte de carga no ser humano em menos de 18 semanas. Além disso, uma interface máxima de osso compacto/composto é alcançada em humanos aproximadamente 1 ano após a colocação do implante. Assim, o trabalho de Roberts et al. parece correlacionar-se muito bem com o raciocínio de Branemark. A capacidade máxima de carga é alcançada em 4 a 5 meses; Branemark defende a imobilização completa do sistema durante 3 a 6 meses antes de o colocar em funcionamento. Por outro lado, a teoria de Weiss, que propõe que o sistema seja colocado em plena função num período de 1 a 2 meses, muito antes de ser atingida a capacidade máxima de carga, pode ser posta em causa. O carregamento precoce antes de o calo em ponte atingir o local do implante e/ou a rede de osso tecida ser preenchida com lamelas organizadas seria certamente contraindicado se a premissa de um ligamento peri-implantar em torno do implante endósseo fosse incorrecta.

Os seguintes factores podem explicar a falta de osteointegração:
1. Carga prematura do sistema de implantes, antes de 3 a 6 meses.

2. Migração apical do epitélio juncional para a interface, seguida de elementos de tecido conjuntivo.

3. Colocação do implante com demasiada pressão. Linkow e Wertman[109] propõem que a falha do implante dentário endósseo começa no interior e não no exterior e que o sistema deve assentar *passivamente* no local do implante sem qualquer pressão. Weiss defende que o local do implante deve ser ligeiramente mais pequeno do que o implante, de modo a que possa ser colocado no lugar e que a retenção inicial seja obtida através de um ajuste por fricção.

4. Sobreaquecimento do osso durante a preparação do local. O osso será reabsorvido se a temperatura na periferia for superior a 47°C (116 "F).33

5. O implante não se ajusta exatamente ao local. Carlsson et al.[110] criaram gaps osso-implante de 0 mm, 0,35 mm e 0,85 mm, respetivamente, em tíbias de coelhos. As tíbias com um gap de 0 mm tinham contacto direto osso-implante; um gap de 0,35 mm resultou num gap residual médio de 0,22 mm, com poucas áreas de contacto direto, e

o gap de 0,85 mm resultou em nenhum contacto direto osso-implante e num gap médio de 0,54 mm, indicando a necessidade de uma aproximação estreita entre o osso e o implante. Satomi et al.[111] colocaram implantes roscados do tipo parafuso em alvéolos não roscados e pré-roscados. Seis meses após a inserção, foram examinados histologicamente e histometricamente. Os implantes colocados por auto-rosqueamento ou auto-rosqueamento cicatrizaram com aposição óssea direta, enquanto os colocados num encaixe pré-rosqueado revelaram uma intervenção de tecido fibroso, demonstrando mais uma vez a necessidade de uma aproximação estreita entre o osso e o implante.

Osteointegração vs. Biointegração:
Como resultado de investigação recente, a terminologia utilizada para definir melhor os meios de retenção dos implantes dentários foi alterada para osseointegração vs. biointegração. Em 1985, dePutter et al.[112] observaram que existem duas formas de ancoragem ou retenção de implantes: mecânica e bioactiva. A retenção mecânica refere-se basicamente aos sistemas de substrato metálico, como o titânio ou a liga de titânio. A retenção baseia-se em formas de rebaixamento, tais como aberturas, ranhuras, covinhas, parafusos, etc., e envolve o contacto direto entre a camada de dióxido do metal de base e o osso, sem qualquer ligação química.

A retenção bioactiva é conseguida com materiais bioactivos, como a HA, que se ligam diretamente ao osso, à semelhança da anquilose dos dentes naturais. A matriz óssea é depositada na camada de HA como resultado de algum tipo de interação físico-química entre o colagénio do osso e os cristais de HA do implante (Denissen et al.[113]). A pulverização por plasma e o revestimento por projeção de iões são duas técnicas utilizadas para revestir implantes metálicos com HA. A pulverização por plasma envolve o aquecimento da HA por uma chama de plasma a uma temperatura de aproximadamente 15.000°C a 20.000°C. A HA é então impelida para o corpo do implante num ambiente inerte (normalmente árgon) até uma espessura de 50 a 100 jim. O revestimento por pulverização iónica é um processo através do qual pode ser revestida uma camada fina e densa de HA num substrato de implante. Esta técnica envolve a direção de um feixe de iões para um bloco de HA em fase sólida, vaporizando-o para criar um plasma e recondensando este plasma no implante.

Vários autores referiram que a formação e a maturação óssea ocorrem a um ritmo mais rápido e em períodos mais precoces em implantes revestidos com HA do que em implantes não revestidos,[114] um sistema revestido com HA desenvolve uma média de 5 a 8 vezes a força interfacial média de um sistema de titânio não revestido e com superfície de grão em estudos de 10 a 32 semanas. Os implantes revestidos com HA têm 66,3% da sua superfície diretamente em contacto com o osso, enquanto que os implantes de titânio com superfície de grão têm apenas 50,2% da sua superfície em contacto com o osso.[115] Davis et al.4 demonstraram um contacto osso-implante de 75% quando a superfície foi pulverizada com plasma, um contacto de 49% quando foi utilizado o revestimento por pulverização iónica e apenas 29% quando a superfície da liga Ti6A14V não foi revestida - todos os sistemas eram idênticos em termos de forma (canelados, roscados), sendo a única diferença o revestimento versus não revestimento.

Protocolo de higiene e instrumentação:
Como é que o implante dentário é mantido? Uma das questões essenciais na patogénese da doença periodontal é o início e a possível conversão da gengivite em periodontite. Ou, no caso do implante dentário endósseo, o que levará à perda do selamento perimucoso (se presente inicialmente) e à mudança de gengivite para peri-implantite?

Níveis elevados de espiroquetas subgengivais têm sido associados a implantes dentários endósseos (cerâmica, estrutura do ramo, lâmina e tipos de pilar feitos de metal e carbono) considerados como estando a falhar devido à formação avançada de bolsas, inflamação gengival acentuada e perda óssea progressiva, enquanto as espiroquetas têm sido raramente encontradas na placa subgengival de implantes bem conservados e clinicamente estáveis.[116] Rams e Link[117] removeram amostras de placa das porções mais apicais das bolsas periodontais associadas a implantes do tipo lâmina e pós-tipo, e encontraram um grande número de espiroquetas pequenas e médias, mas nenhuma espiroqueta grande. As espiroquetas orais podem danificar os tecidos moles ou impedir a cicatrização dos tecidos moles em redor dos implantes dentários através da produção e libertação de enzimas proteolíticas que dissolvem a fibrina, enzimas semelhantes à tripsina que perturbam a adesão célula-a-célula e produtos finais metabólicos que são citotóxicos para o tecido gengival.

Lekholm et al. estudaram os tecidos marginais e as bactérias associadas a implantes saudáveis e funcionais. As principais bactérias associadas a implantes saudáveis eram bastonetes não móveis e cocos. Mombelli et al.[118] compararam os resultados clínicos e microbiológicos relacionados com implantes dentários saudáveis e com implantes falhados. Os locais de implantes mal sucedidos foram caracterizados por uma microbiota constituída principalmente por bastonetes anaeróbios gram-negativos. Foram regularmente encontradas espécies de *Bacteroides* e *Fusobacteriurn de* pigmentação negra. Espiroquetas e bactérias fusiformes foram raramente associadas a locais de implantes saudáveis. Noutro estudo, foram obtidas amostras de 17 pacientes com 26 implantes que falharam; das 26 amostras de implantes, foram encontrados *Staphylococcus* spp. em oito, *Candida albicans* em nove, bastonetes gram-negativos em 10, *Bacteroides intermedins* em três, *Wolinella* spp. em dois, *Fusobacteriurn* spp. em dois, *Actinobacillus actinomycetemcomitans* em um e *Capnocytophaga* spp. em um. Becker et al.[119] numa análise clínica e de ADN de 36 locais de implantes com falhas em 13 pacientes, encontraram *A. actinomycetemcomitans* em 27% dos sítios, *B. intermedins* em 35,4% dos sítios e *Bacteroides gingivalis* em 37,5% dos sítios. Wolinsky et al.[120] efectuaram uma comparação da aderência bacteriana ao titânio tratado com saliva vs. esmalte. A aderência inicial do *Actinomyces viscosus* ao titânio tratado com saliva foi reduzida, enquanto a aderência do *Streptococcus sanguis* foi idêntica numa comparação entre o titânio e o esmalte. Assim, até a interação das bactérias com o substrato da superfície é afetada.

Mesmo assim, a maioria dos autores e investigadores concluem que os implantes dentários que falham estão associados a bactérias normalmente identificadas como agentes patogénicos periodontais.

Tratamento antimicrobiano:
Para garantir uma saúde óptima em torno do implante, deve proceder da seguinte forma:
1. A placa deve ser inibida
2. A população microbiana inicial nas superfícies do dente/implante deve ser eliminada
3. Todas as placas existentes devem ser eliminadas
4. A placa existente deve ser alterada de microrganismos patogénicos para microrganismos não patogénicos.

Os antimicrobianos provocaram uma alteração mínima das superfícies dos implantes estudados, pelo que um meio eficaz de manutenção dos tecidos moles em redor do implante dentário pode ser a utilização de um enxaguamento ou colutório que contenha compostos disponíveis comercialmente, tais como agentes fenólicos, alcalóides de plantas ou uma receita que contenha gluconato de clorexidina. Muitos implantodontistas utilizam o gluconato de clorexidina (Peridex; Procter & Gamble, Cincinnati), aprovado pela Associação Dentária Americana devido à sua comprovada substantividade ou ação de ligação aos tecidos da cavidade oral. Demonstrou uma eliminação bacteriana próxima de 100% das bactérias orais numa concentração de 0,12%, mesmo após 5 horas depois de um enxaguamento de 30 segundos[121] . O gluconato de clorexidina é uma molécula catiónica simétrica constituída por dois anéis de 4-clorfenilo e dois grupos biguanida ligados por uma cadeia central de hexametileno. A um pH fisiológico, interage com cargas negativas nas paredes celulares das bactérias e é efetivamente ligado ou absorvido pela parede celular. Após a adesão, a permeabilidade da parede celular é afetada e ocorre a fuga dos componentes intracelulares. Em concentrações elevadas, ocorre a precipitação do citoplasma. Não provoca a lise das células como acontece com a penicilina e anti-sépticos como o hipoclorito, mas está mais relacionado com os danos intracelulares extensos.

Protocolo de acompanhamento:

Para efetuar os cuidados domiciliários ideais na junção gengival/implante, a higiene é mais facilmente realizada com a utilização de uma escova interdentária ou de uma escova unitária rotativa (Rota-Dent; ProDentec). Este último instrumento é particularmente eficaz nos segmentos posteriores e a partir do aspeto lingual, onde o acesso é difícil e a superestrutura "esconde" o pilar do implante dos procedimentos normais de higiene oral. De acordo com a nossa experiência, o paciente deve ser instruído sobre a utilização dos instrumentos, área a área, aquando da inserção da superestrutura. Isto deve ser efectuado imediatamente após a colocação da prótese e deve fazer parte do protocolo de tratamento. Também é eficaz utilizar os antimicrobianos com as mãos ou escovas motorizadas para obter o máximo contacto do agente com o implante e as superfícies dos tecidos moles.

Mais uma vez, a ação de ligação e a substantividade do composto aos tecidos moles, ao dente e às estruturas do implante aumentarão a eficácia e a longevidade do(s) procedimento(s) de cuidados domiciliários. O doente utiliza o enxaguamento de acordo com as instruções do fabricante; a clorexidina pode ter o efeito secundário de manchar em alguns indivíduos, pelo que o doente com múltiplos materiais de preenchimento compostos ou da cor do dente é aconselhado a utilizar um cotonete de algodão, mergulhado no antimicrobiano e aplicado no local. No nosso protocolo, também é aconselhável mergulhar a mão ou a cabeça da escova motorizada na solução, aplicando-a posteriormente na cabeça e no colo do implante. No nosso protocolo de manutenção, o doente inicia o regime de enxaguamento imediatamente após a colocação cirúrgica com o sistema de uma fase ou após a reabertura do local do implante, no caso do sistema de duas fases; os procedimentos diários combinados de enxaguamento e escovagem com os antimicrobianos começam após a inserção da prótese. Para facilitar os procedimentos de cuidados domiciliários, a superestrutura deve ser autolimpante e completamente fixada, com aberturas adequadas para o acesso dos instrumentos de higiene, e não completamente anti-higiénica e propícia à acumulação de placa, inflamação gengival e manutenção ineficaz

Um protocolo de manutenção estabelecido relacionado com os cuidados a ter com os implantes dentários endósseos pode implicar uma visita de retorno de 3 em 3 meses. Nesta altura, a eficácia da higiene é documentada e a integridade do acessório ou dispositivo é verificada inserindo um instrumento por baixo da prótese e levantando-a suavemente, observando qualquer movimento da superestrutura. O movimento indicaria uma óbvia falta de osseointegração do sistema de implantes, uma possível falha da ligação de cimento entre a superestrutura e o retentor (no caso de uma prótese cimentada), ou uma falha do parafuso (fratura, afrouxamento) no caso de uma superestrutura aparafusada e recuperável. Para complementar as consultas de revisão de 3 meses, deve obter uma radiografia periapical de 6 em 6 meses para documentar quaisquer alterações na topografia óssea ou a presença de um espaço peri-implantar, denotando um problema ou uma falha do implante. Se a prótese for recuperável por meio de coifas ou parafusos, deve ser removida todos os anos para verificar a saúde gengival e a estabilidade do implante. As radiografias adequadas e os controlos de higiene podem ser efectuados nesta altura.

O que acontece se a perda óssea da crista e o aumento da profundidade da bolsa forem detectados no estudo radiográfico e a sondagem (através de uma sonda com ponta de plástico) detetar e o exame clínico revelar purulência e inflamação? As causas podem ser múltiplas: sobreaquecimento do osso durante a preparação do local; carga prematura, resultando num encapsulamento do tecido conjuntivo; sobrecarga do sistema, causando microfracturas no osso; traumatismo dos tecidos moles ou duros durante a fase cirúrgica ou restauradora, etc.

A melhor forma de reparar o implante doente/falhado é através dos enxertos aloplásticos atualmente disponíveis no mercado; o objetivo do material é obliterar mecanicamente o defeito e impedir a entrada do epitélio juncional. A superfície do implante deve ser "desintoxicada" com ácido cítrico ou clorexidina após a exposição e degranulação do defeito, uma vez que a superfície está obviamente contaminada com toxinas (enzimas da flora anaeróbica). A regeneração tecidular guiada com materiais não reabsorvíveis e reabsorvíveis está a ser utilizada com grande sucesso e fará provavelmente parte dos futuros protocolos de reparação.

PERSPECTIVAS ACTUAIS E TENDÊNCIAS FUTURAS EM IMPLANTOLOGIA DENTÁRIA

Nos 35 anos desde que o conceito de Osteointegração foi aplicado pela primeira vez a pacientes humanos, registaram-se muitos avanços na compreensão e aplicação da implantologia dentária como método de substituição de dentes perdidos. A osteointegração, tal como definida pela primeira vez por Brânemark, é um marco científico que delineia um certo sentido de separação entre o antigo e o novo na implantologia dentária. A osteointegração foi um acontecimento marcante que mudou para sempre a forma como os dentistas encaram as suas opções quando confrontados com um paciente que necessita de substituir um dente.

Embora a terapia com implantes dentários tenha sido uma opção para a substituição de dentes durante muitos anos antes da publicação do trabalho de Brânemark, este deu ao campo uma base científica e um sentido de respeitabilidade que lhe faltava anteriormente. Isto era particularmente verdade nas instituições académicas, onde os implantes dentários eram largamente ignorados como uma opção viável para a substituição de dentes. Os implantes dentários são agora um dos principais focos do ensino didático e clínico em 3 especialidades dentárias e, em breve, tornar-se-ão provavelmente uma prática corrente nas clínicas das escolas de medicina dentária. A osteointegração é o único fator que mudou de forma mais dramática a disciplina e a especialidade da prótese dentária desde a introdução da água fluoretada. A evolução e a mudança observadas na ciência básica e a compreensão cirúrgica da terapia com implantes dentários foram talvez mais abrangentes do que os avanços paralelos no conhecimento do aspeto restaurador dos implantes dentários. À medida que o século XX se aproxima do fim, é apropriado rever os avanços e mudanças significativos na prótese sobre implantes que ocorreram nas últimas duas décadas e, mais importante ainda, descrever as futuras direcções de investigação que são fundamentais para o avanço da terapia com implantes dentários como uma modalidade de tratamento benéfica.

MATERIAL RESTAURADOR OCLUSAL: Quando o conceito de osseointegração foi introduzido à escala internacional em 1982, um dos princípios básicos da restauração de implantes dentários era que o implante devia ser protegido do choque da função oclusal ou parafunção. Este princípio foi descrito em pormenor por Skalak em publicações importantes[123,124] . A prevenção de superfícies oclusais cerâmicas ou mesmo metálicas foi universalmente assumida como sendo de importância crítica. A necessidade sentida de proteger o implante do trauma oclusal e o desejo de simular o efeito de amortecimento do ligamento periodontal dos dentes naturais foram a base do desenho de um sistema de implantes dentários bem sucedido[125,126,127] . A perceção de que a manutenção da osteointegração dependia deste efeito de amortecimento levou a frequentes complicações de restauração com próteses suportadas por implantes. Durante meados e finais dos anos 80, à medida que os implantes dentários osseointegrados eram cada vez mais utilizados como solução para a falta de um único dente e em situações de desdentação parcial, os materiais resinosos que tinham sido suficientes na mandíbula desdentada, contrapostos por uma prótese total convencional, rapidamente se revelaram inadequados na parte posterior da boca, particularmente quando contrapostos por dentes naturais. As necessidades frequentes de reparação e substituição relacionadas com as elevadas taxas de desgaste convenceram muitos profissionais de que valia a pena correr o risco de danificar a interface osseointegrada se os problemas de reparação e manutenção pudessem ser reduzidos. As expectativas dos pacientes relativamente a restaurações estéticas suportadas por implantes também criaram a necessidade de restaurar os implantes com materiais mais naturais e estáveis, como a porcelana.

A mudança gradual da resina para a porcelana demorou relativamente pouco tempo. No final dos anos 80, a transição estava quase completa e os fabricantes de implantes estavam a colocar no mercado novos componentes que facilitavam esta transição[128] . A preocupação com a necessidade de proteger os implantes dentários de choques traumáticos provocados por superfícies oclusais de cerâmica desapareceu essencialmente da literatura. Atualmente, o padrão de cuidados para restaurações suportadas por implantes inclui a utilização de materiais oclusais cerâmicos. As ligas de metais preciosos continuam a ser os materiais mais frequentemente utilizados para o fabrico de superestruturas de implantes. A utilização de ligas de metais de base para restaurações de implantes não tem sido popular; uma das razões citadas para evitar a utilização de metais de base em restaurações de implantes é o potencial de corrosão entre metais dissimilares. Embora exista potencial para corrosão por pite ou em fendas em qualquer sistema que contenha metais dissimilares, presume-se que a corrosão de metais preciosos contra titânio seria provavelmente menor do que a observada com metais comuns, e os subprodutos do processo de corrosão seriam menos susceptíveis de serem tóxicos ou alergénicos do que os seus homólogos de metal comum.

O potencial de corrosão entre o titânio comercialmente puro ou as ligas de titânio comummmente utilizadas e metais dissimilares é uma área que necessita de mais investigação[129,130] . Os riscos para a saúde associados à corrosão metálica também precisam de ser explorados. Os potenciais problemas associados à tecnologia e aos materiais de fundição de metais levaram à introdução da maquinagem e da soldadura a laser de titânio como substituto dos procedimentos mais tradicionais de fundição por cera perdida utilizados para construir superestruturas de implantes[131,132] . As próteses fabricadas com esta tecnologia ajustam-se com precisão, são fortes e oferecem o potencial de sucesso a longo prazo. Embora seja seguro assumir que as superestruturas produzidas a laser oferecem uma melhoria em relação às superestruturas de metal fundido, o benefício clínico não foi demonstrado ou sequer examinado de forma controlada. É provável que as superestruturas de titânio soldadas a laser e maquinadas por computador continuem a ser o estado da arte durante algum tempo. Prevê-se que, à medida que esta tecnologia se torna mais comum, o custo do processo possa ser substancialmente reduzido e que a poupança de custos seja transferida para o público consumidor, de modo a que a reabilitação com implantes esteja ao alcance financeiro de um maior segmento da população. As questões da precisão da estrutura e do desajuste das próteses serão abordadas numa secção posterior. Está em curso uma atividade preliminar em vários centros que examinam a viabilidade de próteses suportadas por implantes completamente livres de metal. A utilização de pilares em cerâmica e/ou compósito e de superestruturas em compósito reforçado com fibras apresenta uma alternativa potencial às próteses mais tradicionais à base de metal[133] . A investigação na área das próteses não metálicas está atualmente na sua fase inicial, mas é provável que progrida rapidamente à medida que estes materiais se tornam cada vez mais populares para as próteses tradicionais suportadas por dentes.

CARGA OCLUSAL/SOBRECARGA/CARGA PROGRESSIVA : Muito se tem escrito sobre o efeito das forças oclusais nos implantes dentários osseointegrados. Infelizmente, muito pouco do que foi escrito baseia-se em provas científicas, e a necessidade de investigação fundamental sobre estas questões é importante numa perspetiva de longo prazo, uma vez que está relacionada com a sobrevivência e a função das próteses suportadas por implantes. Evitar a carga não axial dos implantes dentários é um exemplo de uma preocupação clínica que não se baseia em provas. Muitos autores alertaram para os perigos da carga não axial dos implantes dentários, mas não existem provas científicas de que a interface osseointegrada entre o hospedeiro vivo e o implante não vivo responda de forma diferente a forças de compressão do que a forças de tração ou de cisalhamento de magnitude semelhante. De facto, cada um destes tipos de transferência de tensão está presente na superfície de cada implante carregado devido à própria geometria do implante e à natureza química/micromecânica da ligação entre o implante e o tecido

Os poucos estudos em animais que tentaram examinar esta questão mostraram, de facto, que a carga não axial não é prejudicial para a integração do implante, mesmo quando as forças oclusais não axiais são muito exageradas[134,135] . Uma exceção é um trabalho relatado por Isidor que mostrou evidências de que a carga não axial destruía a integração do implante, mas apenas após a magnitude da carga ter sido elevada a níveis catastróficos[136] . Nesse relatório, as forças geradas pareciam estar muito para além do alcance da realidade clínica e eram provavelmente suficientemente pesadas para causar uma deformação substancial do próprio corpo do implante, precipitando assim a perda óssea. O facto de, até à data, as evidências experimentais não fundamentarem a preocupação relativamente à carga não axial e ao sucesso do implante, faz com que esta seja uma área onde é necessária muita investigação para permitir a compreensão do mecanismo de transferência de carga através do implante para o osso circundante. Quando a questão da carga não axial é alargada para incluir os componentes de restauração dos implantes dentários, a preocupação pode muito bem ser justificada. Os componentes aparafusados dos sistemas de implantes parecem ser muito menos capazes de suportar forças não axiais do que os que se encontram dentro do eixo longo do pilar do implante[137,138] . As tolerâncias entre os componentes mecânicos permitem o movimento relativo através das interfaces, e a fadiga por flexão torna-se uma consideração importante para a sobrevivência da prótese e do implante a longo prazo. O potencial para que a carga não axial cause deformação plástica (oscilação), desgaste ou falha por fadiga dos componentes de restauração dos implantes é claramente dependente do desenho e do material, sendo necessária investigação para determinar o(s) melhor(es) desenho(s) para os componentes resistirem a cargas fora do eixo durante longos períodos de tempo.

Até à data, a investigação nesta área tem sido feita, em grande parte, ao nível da indústria e tem sido impulsionada por questões de permutabilidade, facilidade de fabrico e violação de patentes. A força e a resistência à falha por fadiga devem ser o foco da futura investigação e desenvolvimento de componentes de implantes. Tal como acontece com a carga não axial, a literatura sobre a utilização de cantilevers em próteses suportadas por implantes é largamente anedótica, e faltam provas de dados clínicos. No entanto, muitos autores deram as suas recomendações sobre quando é que as próteses cantilever são aceitáveis, que limites de comprimento são permitidos e quantos implantes são necessários para suportar um cantilever. O trabalho de

Brânemark e colegas demonstrou a viabilidade de próteses fixas em cantilever para tratar a mandíbula edêntula, particularmente quando contrapostas por uma prótese completa convencional[139,140] . Outros autores fizeram recomendações empíricas para o comprimento do cantilever em função da posição do implante (spread A-P), forma e comprimento do arco, localização do cantilever (maxila ou mandíbula) e oclusão oposta.

Embora estas recomendações possam ter sido bem sucedidas quando seguidas, faltam as provas que as apoiem. Da mesma forma, as extensões cantilever em próteses na parte posterior da boca são ditadas pela posição e conveniência do implante, em vez de princípios sólidos de design que resultaram de provas científicas. É provável que as extensões cantilever na parte posterior da boca apresentem um maior risco de falha mecânica devido ao aumento da carga oclusal, ao menor número de implantes e à posição do implante numa linha reta ao longo da arcada. Como é difícil imaginar ensaios clínicos que reúnam dados suficientes para fazer recomendações sólidas sobre o comprimento do cantilever, as directrizes baseadas na experiência anedótica e no princípio de que quanto mais curtos forem os cantilevers, melhor servirão para minimizar o problema da sobrecarga do cantilever. Alguns clínicos têm defendido a colocação de mais implantes, em particular, posteriores ao forame mental em pacientes edêntulos e a eliminação das extensões do cantilever nestas restaurações de arcada completa. O conceito de uma prótese fixa, em cantilever, suportada apenas por implantes anteriores ao forame mental, tal como descrito por Brânemark e colaboradores, baseou-se em vários factores importantes. A colocação de implantes anteriores ao forame mental permitia que o córtex inferior fosse envolvido pela ponta do implante, aumentando a estabilidade primária e melhorando as hipóteses de osseointegração. Ao evitar uma colocação mais posterior, o risco de danos no ramo mental do nervo alveolar inferior foi minimizado. Finalmente, ao evitar os segmentos posteriores como locais para os implantes, a potencial complicação da proteção contra o stress relacionada com a flexão mandibular poderia ser evitada. O facto de o conceito de cantilever fixo ter sido tão bem sucedido suscita uma questão: porque é que os clínicos consideram necessário alargar a colocação de implantes à mandíbula posterior? O aumento do número de implantes necessários e os riscos acrescidos associados a este conceito tornam-no difícil de justificar do ponto de vista do aumento do benefício para o paciente. Para responder a estas questões, serão necessários ensaios clínicos prospectivos que comparem os resultados dos dois conceitos de tratamento.

A utilização da colocação de implantes em tripé na parte posterior da boca é um conceito que faz sentido em termos geométricos, mas que não foi demonstrado clinicamente. A capacidade de suportar uma prótese num tripé exige que estejam presentes pelo menos 3 implantes. Frequentemente, não está disponível uma largura de rebordo suficiente para permitir um offset corporal de 1 implante, e uma ligeira inclinação na angulação de 1 implante para dar a aparência de um offset ou tripé ao nível do plano oclusal não é suscetível de fornecer o suporte esperado. Para contrariar os momentos gerados pelas forças oclusais na direção vestibulolingual, os implantes têm de ser deslocados corporalmente ao nível da crista do rebordo, em vez de serem simplesmente inclinados. A vantagem de colocar 3 implantes na parte posterior da boca, embora se assuma que é provável que melhore a longevidade de uma prótese e possivelmente dos implantes de suporte, não foi demonstrada de forma prospetiva como sendo superior a um desenho mais convencional utilizando 2 implantes e uma prótese parcial fixa de 3 ou 4 unidades.

Um fabricante de implantes recomenda, de facto, que 2 implantes e uma prótese parcial fixa de 3 a 4 unidades são suficientes para suportar a função oclusal ao longo do tempo. Esta recomendação baseia-se em dados retrospectivos que demonstram uma baixa taxa de complicações com este tipo de desenho. As características anatómicas do esquema oclusal que deve ser colocado nas restaurações suportadas por implantes dentários foram, mais uma vez, descritas muitas vezes de forma empírica, mas não foram examinadas cientificamente. A altura da cúspide, a angulação, o tipo de contacto excursivo, a largura da mesa oclusal e outras considerações foram todas descritas extensivamente, mas não foram examinadas cientificamente. A variedade de recomendações apenas confunde o clínico, fornecendo pouca substância para orientação e desacordo quanto ao esquema ou desenho apropriado para uma determinada situação numa área tão complicada e elusiva. Este facto não deve ser surpreendente, uma vez que estas mesmas considerações também nunca foram examinadas cientificamente no que se refere aos dentes naturais. A produção de dados suficientes para tirar conclusões significativas exigirá estudos de tal magnitude e custo que provavelmente nunca serão efectuados, e a oclusão humana permanecerá no domínio da anedota e do empirismo. A carga progressiva foi apresentada como uma fase necessária e cuidadosamente projectada da restauração com implantes[141,142]. Os métodos utilizados para aumentar gradualmente a carga funcional num novo implante estão bem descritos e justificados pelos seus proponentes. O princípio da Lei de Woolf faz com que a carga progressiva pareça não só aconselhável, mas também necessária para proteger o implante recentemente integrado. Infelizmente, mais uma vez, a literatura científica não apoia a prática clínica da carga progressiva.

Não foi relatado nenhum estudo em que uma parte dos indivíduos tenha sido tratada com carga progressiva e o outro grupo tenha recebido restaurações definitivas como restauração inicial e única. A falta de evidência não condena por si só a prática, mas a pouca literatura disponível aponta para que a carga progressiva seja desnecessária. Numa experiência animal classicamente concebida por Ogiso et al, foram colocados implantes unitários na parte posterior da boca (1 maxilar e 1 mandibular) em macacos, aos quais se opuseram molares naturais triplamente implantados[143]. Após o período de integração, os implantes foram expostos e imediatamente restaurados com restaurações que aumentaram a dimensão vertical de oclusão em 4 a 5 mm nos incisivos. Os animais foram observados por períodos de 1 ou 3 meses e depois foram sacrificados. O exame histológico revelou que os molares naturais triplamente fendidos apresentavam evidências de intrusão rápida e traumática, enquanto os implantes apresentavam apenas formação óssea nova e densa. Levar uma restauração, no momento da sua ligação a um implante, imediatamente para uma hiperoclusão extrema oposta por 3 molares esplintados e permitir a sua função é tudo menos uma carga progressiva; isto demonstra quão forte pode ser a ligação de osteointegração, mesmo sem carga funcional prévia. Outra preocupação acerca da carga progressiva é que não há provas de que possa ser efectuada de forma controlada.

O argumento de que as restaurações provisórias feitas de polimetilmetacrilato ou de um material resinoso semelhante transmitirão menos força a um implante subjacente do que uma superfície oclusal cerâmica transmitiria não é consistente com a física da função oclusal. A carga transmitida a um implante depende da força de contração dos músculos elevadores da mandíbula. Se uma força de 1 kg for gerada pelos músculos, essa força deve ser transmitida através da restauração, independentemente do material, para o implante e para o osso circundante. O efeito de amortecimento descrito por *Skalak* relativamente à oclusão do implante não afecta a força total transmitida e só teria efeito se houvesse um impacto rápido entre os dentes, em vez do fecho controlado da boca com um bolo alimentar entre os dentes. O conceito de manter uma restauração provisória ligeiramente fora da oclusão ou de estreitar a mesa oclusal durante a fase de carga progressiva é também muito difícil de controlar.

Foi demonstrado de forma bastante dramática por Richter, em 2 excelentes artigos que estudam as forças geradas em restaurações de implantes, que as forças de oclusão com alimentos entre os dentes são substancialmente mais elevadas do que as forças geradas num aperto de boca vazio144,145. Se as forças mais elevadas ocorrem com alimentos na boca, não é provável que uma ligeira falta de contacto oclusal tenha qualquer valor protetor durante o período de carga progressiva. A frase cunhada *pelo Dr. Leonard Abrams*, "A comida é uma arma" (comunicação pessoal, 1997), parece ser consistente com os estudos de *Richter*. Embora a carga progressiva possa, de facto, ser benéfica, o conceito não é apoiado pela literatura científica. Provavelmente não há nenhum aspeto negativo da carga progressiva que contra-indique o seu uso, desde que o período de tratamento não seja aumentado desnecessariamente e desde que o custo total do tratamento não seja indevidamente aumentado pela prática. O desejo de minimizar e aumentar gradualmente a carga oclusal de um implante dentário é razoável; no entanto, não existe qualquer investigação bem controlada sobre o seu valor, e a pouca literatura disponível até à data sugere, de facto, que não existe qualquer benefício na carga progressiva. Claramente, este tópico merece uma exploração mais objetiva.

PASSIVIDADE DO AJUSTE DA PRÓTESE: Muitos clínicos e autores abordaram a ideia do ajuste passivo das próteses sobre implantes como essencial para o sucesso a longo prazo do tratamento[146,147] . Mais uma vez, embora faça sentido intuitivamente que uma prótese mal ajustada aparafusada entre 2 ou mais implantes dentários anquilosados possa afetar negativamente a estabilidade a longo prazo desses implantes, faltam provas que apoiem esta suposição. Em 1984, *Roberts e colaboradores* demonstraram que os implantes de titânio colocados no fémur de coelhos podiam suportar a carga e até estimular a formação óssea após uma carga ortodôntica constante. Tentativas anteriores de usar implantes como ancoragem para terapia ortodôntica tiveram resultados variáveis, embora, desde a introdução da osseointegração, o uso de implantes como ancoragem ortodôntica tenha sido extremamente bem-sucedido. O ponto importante ilustrado por estes primeiros estudos foi o facto de os implantes anquilosados ou osseointegrados não parecerem ser danificados por cargas de elevada magnitude aplicadas constantemente. Num estudo bem concebido em babuínos, *Carr et al. não conseguiram* distinguir um efeito de desajuste intencionalmente aplicado e medido entre implantes na mandíbula posterior[148] .

A falta de função oclusal concomitante com a prótese desajustada foi postulada como uma possível razão para não se ter observado qualquer efeito devido ao desajuste. Estudos semelhantes que examinaram a utilização de implantes osseointegrados como ancoragem para o movimento ortodôntico não mostraram qualquer efeito deletério dos elevados níveis de tensão constante colocados nos implantes. *Jemt e*

Book examinaram retrospetivamente a qualidade do ajuste de próteses fixas suportadas por implantes e verificaram que, embora nenhuma das próteses examinadas fosse passiva, não havia evidência de perda óssea à volta de nenhum dos implantes de suporte, mesmo após 5 anos de função[149] . Concluíram que deve existir um intervalo de desajuste que seja tolerado pelos implantes e que ainda permita a estabilidade do implante a longo prazo. Se se assumir que o misfit é um problema real quando se lida com implantes dentários anquilosados, devem ser colocadas duas questões. Primeiro, que nível de desajuste é clinicamente importante, para além do qual é provável que ocorram danos?

A resposta a esta questão é obviamente muito complexa e depende provavelmente de factores como a qualidade do osso, o comprimento e o diâmetro dos implantes e as características da superfície do implante. Em segundo lugar, partindo do princípio de que o desajuste é uma preocupação, como é que o medimos numa situação clínica? Ambas as questões estão atualmente sem resposta e devem ser o foco de um esforço de investigação de alta prioridade por duas razões muito básicas. Se o desajuste é prejudicial, o clínico deve dispor de ferramentas para o medir e evitar, pelo menos nos níveis em que é provável que ocorram danos. Igualmente importante, se um nível moderado de desajuste acabar por não ser um fator de risco significativo para o sucesso do implante a longo prazo, então a tecnologia necessária para fornecer superestruturas de implantes aceitáveis não precisa de ser extremamente precisa ou dispendiosa. Por outras palavras, estão atualmente a ser feitos enormes esforços para melhorar a precisão do ajuste das próteses suportadas por implantes, mas até à data não há provas de que essa precisão seja necessária para a saúde do osso do implante a longo prazo. É necessária uma compreensão realista dos efeitos do desajuste na estabilidade do osso adjacente aos implantes dentários.

Embora não existam provas experimentais que demonstrem um efeito prejudicial do desajuste na osteointegração e a questão do desajuste como um risco biológico para o sucesso do implante permaneça uma questão importante, pode ainda assumir-se que o desajuste da prótese é suscetível de aumentar a incidência de afrouxamento e/ou fratura dos componentes mecânicos. A literatura que descreve as complicações protéticas é, na melhor das hipóteses, confusa, mas existem algumas evidências de que o ajuste impreciso da prótese pode ser a causa de uma elevada taxa de complicações dos componentes[150,151]. Do ponto de vista da estabilidade mecânica, a necessidade de superestruturas de encaixe preciso e passivo pode ser justificada. A questão das superestruturas de encaixe passivo conduz diretamente ao próximo tópico de discussão.

RESTAURAÇÕES DE IMPLANTES APARAFUSADAS VERSUS CIMENTADAS : Existem atualmente duas filosofias diferentes sobre a melhor forma de restaurar implantes dentários. As próteses que utilizam retenção aparafusada têm sido e continuam a ser o desenho padrão na maioria das situações para muitos clínicos. Outros preferem fabricar restaurações dentárias mais tradicionais para utilização em implantes, envolvendo a cimentação da restauração. A escolha entre a cimentação e a retenção por parafuso parece ser principalmente uma questão de preferência pessoal do clínico envolvido. Não existem provas de que um método de retenção seja superior ao outro. As vantagens reivindicadas para a retenção por parafuso limitam-se principalmente a questões de recuperabilidade, o que é certamente uma vantagem para uma restauração retida por parafuso. Por outro lado, os defensores das restaurações de implantes cimentados referem uma melhor estética, melhor oclusão, simplicidade de fabrico e custo reduzido dos componentes e da construção como vantagens distintas da técnica cimentada.

Uma possível vantagem adicional de uma restauração cimentada é o facto de ter o potencial de ser completamente passiva quando colocada na boca. A ausência de um parafuso para unir os componentes desajustados com uma força de aperto tenderia a eliminar a tensão introduzida no conjunto restauração/implante pela força de aperto do parafuso. Se for possível fazer com que uma restauração assente passivamente em múltiplos pilares, a introdução de cimento no espaço entre a prótese e o pilar não introduziria, por si só, tensões no sistema.

Esta vantagem potencial, juntamente com as outras mencionadas, torna as restaurações de implantes cimentadas cada vez mais populares. Os defensores das restaurações de implantes cimentados afirmam frequentemente que a possibilidade de recuperação da restauração pode ser mantida se for utilizado um cimento provisório. Infelizmente, existem poucas evidências que demonstrem a recuperabilidade previsível de vários agentes de cimentação provisória quando se cimentam 2 ou mais componentes metálicos. É provável que um cimento que funcione bem como cimento provisório para restaurações cimentadas a dentes possa, de facto, ser um agente de cimentação permanente para metal cimentado a metal. Da mesma forma, os cimentos utilizados para cimentação permanente em dentes podem ser inadequados quando cimentam metal a metal. É necessária investigação clinicamente relevante nesta área.

UTILIZAÇÃO DE IMPLANTES COMO PILARES DE SOBREDENTADURA: Os implantes utilizados em conjunto com próteses de sobredentadura são um método popular para melhorar a retenção, estabilidade e suporte da prótese com custos reduzidos. Foram descritos na literatura numerosos métodos de fixação de uma sobredentadura a um implante, mas 2 princípios básicos de desenho são atualmente debatidos. A questão a ser respondida é se os implantes precisam de ser unidos para suportar melhor as cargas associadas ao suporte de uma sobredentadura, ou se os implantes isolados podem suportar a carga. Vários estudos

examinaram os efeitos da função da sobredentadura na longevidade do implante, com resultados algo diferentes[152,153,153] . Perguntando de uma forma diferente, será que a ferulização reduz realmente a carga que um implante recebe em função? As questões de manutenção também desempenham um papel na discussão. Alguns argumentam que a união de implantes com talas reduz a probabilidade de afrouxamento dos parafusos e de fratura dos componentes. Outros afirmam que a presença de uma barra por baixo da prótese pode enfraquecer a prótese, levando a problemas de fratura a longo prazo. Ambos os argumentos podem ser apoiados até certo ponto.

Mais uma vez, a decisão de como estabilizar e reter uma sobredentadura com implantes baseia-se na preferência pessoal do clínico, sem um apoio científico significativo para a fundamentação do tratamento. São necessários ensaios clínicos adicionais para determinar a melhor aplicação de implantes na terapia de sobredentaduras. A utilização de ímanes para a retenção de sobredentaduras tem sido popular de tempos a tempos. As novas inovações na tecnologia de ímanes têm ocasionalmente despertado um interesse renovado na sua utilização, mas os resultados não corresponderam frequentemente às expectativas. Enquanto os relatos de novos desenhos e tipos de ímanes têm sido relativamente comuns na literatura, os relatos de acompanhamento de problemas associados à sua utilização não têm estado prontamente disponíveis. A preocupação com a exposição crónica dos tecidos vivos a campos magnéticos fortes também tem sido objeto de publicações na literatura dentária[154,155,156].

NÚMERO DE IMPLANTES NECESSÁRIOS PARA SUPORTAR UMA RESTAURAÇÃO: Uma das decisões mais difíceis a tomar no planeamento do tratamento de um paciente com implantes dentários é: quantos implantes são necessários para suportar a restauração planeada? A preocupação com a previsibilidade dos implantes unitários utilizados para substituir dentes posteriores unitários está incluída nesta questão. Até à data, não existem dados prospectivos disponíveis que abordem esta questão. A literatura pode ser citada frequentemente para recomendações anedóticas sobre o número de implantes necessários para restaurar a arcada edêntula com uma prótese fixa suportada por implantes. Infelizmente, estas recomendações vão desde um extremo, onde 4 implantes são considerados adequados para suportar uma prótese fixa de arcada completa, até ao outro extremo, que recomenda que cada dente em falta seja substituído por um implante individual. Mais uma vez, as anedotas orientam a tomada de decisões clínicas, uma vez que não existem provas científicas que forneçam respostas. O facto é que as restaurações concebidas de acordo com ambos os extremos do número de implantes necessários podem demonstrar que funcionam numa determinada situação clínica.

O valor de um menor número de implantes como uma abordagem de poupança de custos tem mérito para muitos pacientes, em que o financiamento da restauração com implantes é um fator importante na aceitação do paciente. Por outro lado, se o número de implantes disponíveis for mais do que adequado para suportar a prótese planeada, a perda de 1 ou mais implantes pode não ser crítica para o sucesso da restauração final e pode evitar a necessidade de cirurgia adicional para colocar implantes adicionais, bem como o tempo adicional necessário para que ocorra a osteointegração. A investigação sob a forma de ensaios clínicos prospectivos é a única forma de responder objetivamente às questões acima referidas. Estas respostas são particularmente importantes se a terapia com implantes dentários se tornar uma alternativa de tratamento viável para o paciente dentário médio. Muito provavelmente, é pouco provável que a investigação prospetiva destinada a responder a estas questões seja alguma vez financiada a um nível que permita encontrar as respostas. A solução final pode simplesmente basear-se em relatórios retrospectivos acumulados de um pequeno número de pacientes, com a possibilidade de os resultados serem tendenciosos. É lamentável que a maioria dos relatórios retrospectivos trate de resultados positivos, em vez de complicações e insucessos. A publicação de relatórios retrospectivos de tratamentos que não corresponderam às expectativas tem muito mais valor para o clínico do que o tipo de relatório mais comum, que defende um determinado protocolo ou metodologia de tratamento com base em provas mínimas obtidas a partir de relatórios retrospectivos sobre um pequeno número de doentes.

LIGAÇÃO DE IMPLANTES A DENTES NATURAIS: Muito se tem escrito sobre os problemas associados à ligação de implantes a dentes na mesma restauração. A maioria das preocupações expressas centra-se no fenómeno da intrusão do dente natural[157,158,159]. Embora tenham sido avançadas muitas teorias quanto à etiologia do fenómeno de intrusão, não existem provas experimentais que permitam obter uma resposta. Existe uma preocupação bem fundamentada de que uma prótese que incorpora um dente como um pilar terminal e um implante como o outro é um conjunto mecanicamente complexo resultante do suporte diferencial para as duas extremidades da prótese. A presença de um ligamento periodontal como fixação e suporte para a raiz do dente natural e a natureza anquilótica da interface osseointegrada dão, pelo menos teoricamente, a preocupação de que o dente deve intrometer-se ao ponto de carregar as fibras suspensoras do ligamento periodontal, enquanto o implante está a absorver a carga imediatamente sem intrusão. Kirsch e colaboradores tentaram resolver este problema através do desenho do implante IMZ.3,88 Rangert et al sugeriram que o desenho do implante Brânemark permite uma flexão suficiente no conjunto do pilar do implante para acomodar os ligamentos periodontais dos dentes naturais.

A preocupação com o diferencial de suporte de um dente em relação a um implante pode, de facto, ter menos impacto na função mecânica de uma restauração de implante do que seria de esperar. O próprio osso é um tecido flexível e resistente.91 O carregamento do osso através de um ligamento periodontal causa provavelmente uma deformação óssea semelhante à deformação causada pelo carregamento de um implante. É expetável que esta deformação se adapte, pelo menos em parte, ao diferencial entre o suporte dentário e o suporte do implante. A utilização de um único implante e de um único dente como pilares para uma prótese parcial fixa de 3 a 4 unidades, feita de forma simples como uma restauração de 1 peça e cimentada com um agente de cimentação permanente, tem sido amplamente utilizada, com poucos problemas relatados a longo prazo. Parece que as complicações com a fixação de dentes a implantes se limitam principalmente a problemas de intrusão dentária, e se o dente for impedido de intruduzir, quer com um cimento permanente, quer com um dispositivo de bloqueio mecânico, como um parafuso de fixação horizontal, a preocupação pode diminuir. A determinação da etiologia da intrusão dentária é uma área de investigação em curso.

COMPLICAÇÕES DO TRATAMENTO PRÓ-TODONTICO DE IMPLANTES DENTAIS: A literatura sobre implantes/prótese dentária é extremamente difícil de examinar e de chegar a qualquer conclusão relativamente às complicações que se podem encontrar associadas ao tratamento protético de implantes dentários. É ainda mais difícil determinar a frequência dessas complicações, uma vez definidas. Muitos relatórios de ensaios prospectivos de implantes definem as complicações apenas no que se refere a complicações cirúrgicas e perda de implantes. Outros mencionam necessidades de tratamento, como o afrouxamento recorrente de parafusos ou facetas de restauração fracturadas em próteses suportadas por implantes, mas não quantificam a ocorrência deste tipo de eventos.[160,161,162] O facto é que qualquer ocorrência inesperada e que exija a intervenção do profissional para a sua correção deve ser reconhecida como uma complicação do tratamento e deve ser descrita como tal nos relatórios dos ensaios clínicos, independentemente de serem prospectivos ou retrospectivos. Os relatórios sobre a sobrevivência dos implantes que não comentam a frequência de todos os tipos de complicações que ocorreram durante o estudo têm pouco valor para o clínico restaurador e para os pacientes que sofrem essas complicações. Embora a terapia com implantes dentários se esteja a tornar rapidamente o tratamento de eleição para o edentulismo parcial e total, a frequência com que o paciente e o clínico restaurador podem antecipar complicações de qualquer tipo deve ser conhecida para permitir uma tomada de decisão informada relativamente à forma como os dentes devem ser substituídos. Este problema só pode ser resolvido através de um relatório mais detalhado dos resultados dos ensaios clínicos e conduz diretamente ao tópico final deste artigo.

RESULTADOS DO TRATAMENTO: Uma das ferramentas mais poderosas da investigação clínica dentária é o ensaio clínico prospetivo concebido para examinar os resultados de tratamentos específicos quando comparados com um padrão ou controlo. Os pressupostos que orientam a tomada de decisões no planeamento do tratamento devem basear-se na comparação de resultados, de preferência a longo prazo. Existem vários artigos ainda não publicados que tentam fazer comparações directas de duas ou mais modalidades de tratamento, e é fundamental que haja mais investigação deste tipo para compreender os efeitos do tratamento a longo prazo. Por exemplo, existem provas que sugerem que uma restauração suportada por um implante único é um tratamento melhor do que uma prótese parcial fixa de 3 unidades suportada por 2 dentes naturais vitais? Cada clínico tem a sua própria opinião quanto à resposta a estas questões, mas o tratamento baseado em opiniões acarreta o risco de a opinião em que o tratamento se baseia poder estar errada.

As decisões de diagnóstico e planeamento do tratamento em dentisteria protética têm-se baseado tradicionalmente no empirismo e em argumentos quanto ao tratamento mais adequado para um determinado doente numa determinada situação. Estes argumentos têm sido mais frequentemente decididos com base na força das personalidades que defendem uma técnica em detrimento de outra, do que em qualquer avaliação do resultado do tratamento. A determinação da melhor opção de tratamento para o doente atualmente sentado na cadeira de dentista basear-se-á sempre, em certa medida, nas necessidades individuais do doente e nas preferências do profissional que propõe o tratamento. Seria gratificante se os clínicos tivessem algo mais para procurar orientação.

O tratamento baseado em evidências nos aspectos protéticos da terapia com implantes pode ser melhor determinado não através de pequenos ensaios clínicos prospectivos, mas sim através de uma avaliação retrospetiva mais ampla dos resultados do tratamento de populações homogéneas de pacientes. Isto não quer dizer que o ensaio clínico prospetivo, bem controlado, aleatório, duplamente cego, não seja a melhor ferramenta para responder a questões de investigação. O que significa é que as respostas às questões complexas envolvidas na fase de restauração do tratamento com implantes não são, realisticamente, susceptíveis de serem respondidas por esses ensaios bem controlados, devido a limitações de financiamento e aos enormes custos envolvidos na realização desses ensaios. Dito de outra forma, não estão disponíveis recursos suficientes para realizar os ensaios e, para obter provas nas quais se possam basear as decisões de tratamento, os dados retrospectivos em grande escala podem ser a única alternativa...

Para concluir, as questões vitais relativas à prótese sobre implantes são tão complexas e difíceis de medir que a única esperança de obter respostas significativas pode ser a acumulação de múltiplos e pequenos relatórios retrospectivos de sucesso e insucesso, e depois avaliar ocasionalmente estes relatórios em grupos maiores. Se for necessário obrigar a ensaios clínicos prospectivos e controlados para responder a estas questões, elas poderão nunca ser respondidas. Basear as decisões clínicas em nada mais do que anedotas clínicas e relatórios retrospectivos ocasionais, embora seja cientificamente menos do que ideal, pode ser a única opção prática disponível para responder a muitas das questões colocadas nesta discussão. Embora grande parte da evolução do desenho, da tecnologia e da aplicação de próteses sobre implantes tenha sido o resultado de tentativas e erros competitivos, o princípio básico que tem permeado o sucesso recente é o reconhecimento do facto de que os processos biológicos têm de ser compreendidos, acomodados e melhorados, para que se possa obter mais sucesso.

BIBLIOGRAFIA

1. Implantologia na clínica dentária geral Lloyd J Searson, Martin Gough, Ken Hemmings Capítulo 2, Página 16.

2. Carl Misch, ; Dentisteria de Implantes Contemporânea;Capítulo 1, Página 13

3. Hobkirk, Searson , Watson ; Introdução aos implantes dentários; Capítulo 2 ; Página 6-8

4. Maggiolo: Manuel De L'art Dentaire;Nancy. França, 1809 C Le Seure

5. Harris Lm; Uma Coroa Artificial numa Raiz de Chumbo. Dent Cosmos; 55:433, 1887

6. Greenfield Ej. Implantação de pilares de coroas e pontes artificiais; Dent Cosmos; 55; 364-430, 1913

7. Strock Ae. Trabalhos experimentais sobre implantes dentários no alvéolo; Am J Orthod Oral Surjery; 25;5,1939

8. Bolender-Zarb. Tratamento protético para pacientes edêntulos, 12ª edição: Elsevier, St. Louis Missouri, 2004:483-498

9. Robert Win Kelmern. Implantes dentários. Fundamentos e tecnologias laboratoriais avançadas, Mosby: Capítulo 1.

10. Carl E Misch 3ª Edição Capítulo 2. Página26; Implantodontia Contemporânea

11. Carl Misch, Capítulo 7, página 134-135. 3ª Edição.

12. Hobkirk, Searson , Watson ; Introdução aos implantes dentários; Capítulo 2 ; Página 3-6

13. Análise Microscópica de Electrões da Interface Osso-Titânio 1983, Vol. 54, No. 1, Pages 45-52

14. Ilser Turkyilmaz . Implantologia □ Uma prática em rápida evolução Capítulo 3 ,Página 57-58.

15. Análises de superfície de titânio oxidado por microarco e

tratado hidrotermicamente e efeito sobre o comportamento dos osteoblastos, Journal Of Biomedical Materials Research Part A <u>Volume 68a, Número 2,</u> Páginas 383391, 1 de fevereiro de 2004.

16. Henry Pj, Laney Wr, Jemt T, Harris D, Krogh Ph Et Al. (1996) Implantes osseointegrados para substituição de um único dente: Um Estudo Prospetivo Multicêntrico de 5 Anos. Int J Oral Maxillofac Implants 11: 450-455.

17. Charles M Weiss, Adam Weiss, Principals And Practice Of Implant Dentistry. Capítulo 2 ,Página 20 Primeira edição, A Harcourt Health Sciences Company St. Louis - Londres - Filadélfia - Sydney - Toronto

18. Adell R, Lekholm U, Rockler B: Um estudo de 15 anos sobre implantes osteointegrados no tratamento de maxilares edêntulos. Int J Oral Surg 1981; 10:387.

19. Cox Jf, Zarb Ga: A eficácia clínica longitudinal dos implantes dentários osseointegrados: Um relatório de 3 anos. Int J Oral Maxillofac Implants 1987; 2:91.

20. Steflik De, Et Al: Osteogénese na interface do implante dentário: High-Voltage Electron Microscopic And Conventional Transmission Electron Microscopic Observations. J Biomed Mater Res 1993; 27:791.

21. Weiss Cm, Judy K: Técnica melhorada de estabilização endodôntica: Considerações biofuncionais. Quintessence Int 1975; 6:1.

22. Kishen A: Stress Analysis Of Endodontic Stabilizers At The Root Apices, Tese apresentada em cumprimento parcial do grau de Mestre em Cirurgia Dentária, Madras, Índia, Mgr Medical University,
1 996.

23. Roberts Hd, Roberts Ra: O Implante Endósseo Ramus. J Calif Dent Assoc 1970; 38:57.

24. Pequeno Ia: A placa óssea do grampo mandibular: A sua utilização e vantagens na cirurgia reconstrutiva. Dent Clin North Am 1986; 30:175.

25. Weiss Cm, Judy K: Considerações cirúrgicas e de design modernas e indicações clínicas para implantes subperiosteais. Implantologista 1978; 1:3.

26. James Ra: Tissue Behavior In The Environment Produced By Permucosal Devices (Comportamento dos tecidos no ambiente produzido por dispositivos permucosos). The Dental Implant, Littleton, Mass, Psg Publishing, 1985.

27. Russell Te, Kapur Sp: Superfícies ósseas adjacentes a um implante subperiosteal: Um Estudo Sem. J Oral Implantol 1977; 8:3.

28. Kapur Sp, Russell Te: Sharpey Fiber Bone Development In Surgically Implanted Dog Mandible. Ata Anat 1978; 102:260.

29. Weiss Cm, Judy K: Inserções Intramucosas: Conserve Edentulous Ridges And Increase Retention And Stability Of Removable Maxillary Prostheses. Saúde Oral 1973; 63:11.

30. Asbjorn Jokstad, Osseointegração e implantes dentários Capítulo 1 Página 4

31. Asbjorn Jokstad, Osseointegração e implantes dentários Cap. 1 Página 3,6,7

32. Matukas Vj: Riscos médicos associados aos implantes dentários. J Dent Educ 1988; 52:745.

33. Haas R, Et Al: A Relação do Fumo com os Tecidos Peri-Implantares: Um Estudo Retrospetivo. J Prosthet Dent 1996; 76:592.

34. Bain Ca, Moy Pk: A associação entre o insucesso dos implantes

dentários e o consumo de cigarros. Int J Oral Maxillofac Implants 1993; 8:609.

35. Misch Ce: Implantologia Contemporânea, Ed 2. St Louis, Mosby, 1999.

36. Allen W: Avaliação psicológica para pacientes com implantes. J Oral Implantol 1983; 11:45.

37. Kapur Kk: Estudo Cooperativo de Implantes Dentários da Administração dos Veteranos: Comparações entre próteses parciais fixas suportadas por implantes Blade-Vent e próteses parciais amovíveis. Parte Ii. Comparações de taxas de sucesso e saúde periodontal entre duas modalidades de tratamento. J Prosthet Dent 1989; 62:701.

38. Carlsson Ge, Hedegard B, Koivumaa Kk: Resultados tardios do tratamento com próteses parciais: Uma investigação por questionário e exame clínico 13 anos após o tratamento. J Oral Rehabil 1976; 3:237.

39. Endosseous Dental Implants For Prosthetic Attachments; Fifth Amendment To Petition For Reclassification Of A Medical Device Under Section 513(E), Rockville, Md, Dockets Division, Center For Devices And Radiological Health, Food And Drug Administration, 1991.

40. Zarb Ga, Schmit A: Predicação Edêntula. 1. Um estudo prospetivo sobre a eficácia das próteses fixas suportadas por implantes. J Am Dent Assoc 1996; 127:59.

41. Craig Rg: Restorative Dental Materials, Ed 10. St Louis, Mosby,
1 997.

42. Carl E Misch 2ª Edição, Implantologia Comntemprória; Página 54-55.

43. Carl E Misch 2ª Edição, Implantologia Comntempró19ria; Página 59-81.

44. Grupo Cooperativo do Programa de Deteção e Acompanhamento da Hipertensão: Five Year Findings Of The Hypertension Detection And Follow-Up Program, I: Reduction In Mortality Of Persons With High Blood Pressure, Including Mild Hypertension, Jama 242:2562, 1979.

45. Humphries Jo: Sobrevivência após enfarte do miocárdio: Prognóstico e tratamento.

Mod Concepts Cardiovasc Dis 46:51, 1977.

46. . Pell S, D'alonzo Ca: Immediate Mortality And Five Year Survival Of Employed Men With A First Myocardial Infarction, N Engl I Med 270:915, 1964.

47. Baglink Dj Et Al: Systemic Factors In Alveolar Bone Loss, / Prosthet Dent 31:486,1977.

48. . Mccarthy Fm: Vital Signs-The Six-Minute Warning, / Am Dent Assoc 100:682-691, 1980.

49. . Halstead C, Editor: Physical Evaluation Of The Dental Patient, St Louis, 1982, Cv Mosby, Pp 74-81.

50. Mccormack Fw: A Plea For A Standardized Technique For Oral Radiology With An Illustrated Classification Of Findings And Their Verified Interpretations, / Dent Res 2:467-510, 1920.

51 Manson-Hing L: Exposição à radiação e medições de distribuição para três máquinas de raios X panorâmicos, Oral Surg 313318, 1977.

52. . Langland Oe: Radiologia Panorâmica, Ed 2, Filadélfia, 1989, Lea & Febiger

53. Rosenberg Hm: Laminografia: Métodos e Aplicações no

Diagnóstico Oral, / Am

Dent Assoc 74:88-96, 1967.

54. Petrokowski Cg, Pharoah Mj: Avaliação radiográfica pré-cirúrgica de implantes,

/ Prosthet Dent 61:59-64, 1989.

55. Fernandes Rj, Azarbal M, Ismail Yh: Uma técnica tomográfica cefalométrica para visualizar as dimensões bucolingual e vertical da mandíbula, / Prosthet Dent 58:466-470, 1987.

56. Richards A, Colquitt W: Redução da exposição aos raios X dentários durante os últimos 60 anos

Anos, / Am Dent Assoc 103:713-718,1981.

57. . Borglin K Et Al: Radiation Dosimetry In Tomography Of The Teeth And Jaws Using A Multi-Film Cassette, Ata Radiol 26:739-743, 1985.

58. Branemark Pi, Zarb Ga, Albrektsson T, Eds (1985). Osseointegração na Medicina Dentária Clínica. Chicago: Quintessence Publishing.

59. Eriksson Ra, Albrektsson T (1984). O Efeito do Calor na Regeneração Óssea: Um estudo experimental no coelho utilizando a câmara de crescimento ósseo. J Oral Maxillofac Surg 42: 705-11.

60. Eriksson Ra, Adell R (1986). Temperaturas durante a perfuração para a colocação de implantes utilizando a técnica de osseointegração. J Oral Maxillofac Surg 44: 4-7.

61. Meredith N (1998). Avaliação da estabilidade do implante como um determinante de prognóstico. Int J Prosthod 11: 491-501.

62. Ten Bruggenkate Cm, Krekeler G, Kraaijenhagen Ha, Foitzik C, Osterbeek Hs (1993). Hemorragia do pavimento da boca resultante de perfuração lingual durante a colocação de implantes: Um Relatório Clínico. Int J Oral Maxillofac Implants 8: 329-34.

63. Palacci P, Ericsson I (2000). Implantologia Estética: Gestão dos tecidos moles e duros. Chicago: Quintessence Publishing.

64. Palmer ; Implantes em Dentisteria Clínica Capítulo 9 Página 105-114

65. Palmer ;Implantes em Dentisteria Clínica Capítulo 9 Página 127-134

66. Becker W, Becker B (1990). Regeneração de tecidos guiada para implantes colocados em cavidades de extração e para deiscências de implantes. Técnicas cirúrgicas e relatos de casos. Int J Period And Rest Dent 10: 376-91.

67. Gomez-Roman G, Schulte W, D'hoedt B, Axman-Krcmar D (1997). O sistema de implante Frialit-2: Cinco anos de experiência clínica em aplicações num único dente e imediatamente após a extração. Int J Oral Maxillofac Implants 12: 299-309.

68. Rosenquist B, Grenthe B (1996). Colocação imediata de implantes em cavidades de extração: Sobrevivência do implante. Int J Oral Maxillofac Implants 11: 205-9.

69. Misch Ce: Opções protéticas para a Implantodontia, Dent Today 8:39-44, 1989.

70. Misch Ce: Opções protéticas em Implantodontia, Int J Oral Implant 7:17-21,

1991.

71. Pietrokovski J: The Bony Residual Ridge In Man, / Prosthet Dent 34:456-462, 1975.

72. Palmer , Implants In Clinical Dentistry (Implantes em medicina dentária clínica), página 169-94.

73. Balfour A, O'brien Gr (1995). Estudo comparativo de pilares anti-rotacionais de um único dente. J Prosth Dent 73: 36-43.

74. Andersson B, Odman P, Lindvall Am, Branemark Pi (1998).

Coroas Unitárias Cimentadas Sobre Implantes Osseointegrados Após 5 Anos: Resultados de um estudo prospetivo sobre Ceraone. Int J Prosthod 11: 212-8.

75. Palmer Rm, Smith Bj, Palmer Pj, Floyd Pd (1997). Um estudo prospetivo dos implantes dentários unitários Astra. Clin Oral Implants Res 8: 173-9.

76. Jorneus L, Jemt T, Carlsson L (1992). Cargas e desenhos de uniões aparafusadas para coroas unitárias suportadas por implantes osseointegrados. Int J Oral Maxillofac Implants 7: 353-9.

77. Mcalarney Me, Stavropoulos Dn (1996). Determinação da relação entre o comprimento do cantilever e a propagação ântero-posterior, assumindo que o critério de falha é o comprometimento da articulação parafuso-prótese de retenção da prótese. Int J Oral Maxillofac Implants 11: 331-9.

78. Cameron Sm, Joyce A, Brosseau Js (1998). Verificação Radiográfica do Assentamento do Pilar do Implante. J Prosth Dent 79: 298-303.

79. Jemt T (1995). Distorção tridimensional de peças fundidas em liga de ouro e estruturas de titânio soldadas. Medições da precisão de ajuste entre as próteses de implantes concluídas e os moldes principais em situações edêntulas de rotina. J Oral Rehab 22: 557-64.

80. Olsson M, Gunne J, Astrand P, Borg K (1995). Pontes suportadas por implantes autónomos versus pontes suportadas por dente e implante: Um estudo prospetivo de cinco anos. Clin Oral Implants Res 6: 11421.

81. Schlumberger T, Bowley Jf, Maze Gi (1998). Fenómenos de intrusão em restaurações de implantes dentários combinados: Uma revisão da literatura. J Prosthet Dent 80: 190-203.

82. Palmer Capítulo 15 Página 215-32.

83. Carl E Misch ; Implantodontia contemporânea, Capítulo

84. . Arnim Ss, Hagerman Da: The Connective Tissue Fibers Of The Marginal Gingiva, / Am Dent Assn 47:271, 1953.

85. Schroeder A, Van Der Zypen E, Stich H: As reacções do osso, do tecido conjuntivo e do epitélio aos implantes endósseos com superfícies pulverizadas com titânio, / Oral Maxillofac Surg 9:15, 1981.

86. Wennstrom J: Gengiva Queratinizada e Anexada: Regenerative Potential And Significance For Periodontal Health (Tese), Universidade de Goteborg, Suécia, 1982.

87. Adell R Et Al: Um estudo de 15 anos sobre implantes osseointegrados no tratamento do maxilar edêntulo, Int) Oral Surg 10:387, 1981.

88. Jansen Ja: Estudo ultra-estrutural da fixação de células epiteliais em materiais de implantes, / Dent Res 65:5, 1985.

89. Von Recum Af, Schreuders Pd, Powers Dl: Fenómenos Básicos de Cicatrização em torno de Implantes Percutâneos Permanentes, Congresso Internacional sobre Integração de Tecidos, Série Prática Atual 29, Amesterdão, 1986, Excerpta Medica, Pp 159-169.

90. Kleinman Hk, Klebe Rj, Martin Gr: Papel das Matrizes Colagénicas na Adesão e

Growth Of Cells, / Cell Biol 88:473-485, 1981.

91. Lowenberg Bf Et Al: Attachment, Migration And Orientation Of Human Gingival Fibroblasts To Collagen-Coated, Surface Demineralized And Nondemineralized Dentin In Vitro,) Periodont Res 65:1106, 1985.

92. . Lowenberg Bf Et Al: Migração, Fixação e Orientação de Fibroblastos Gengivais Humanos em Fatias de Raiz, Discos de Liga de Titânio Nus e com Superfície Porosa, e

Discos de Zircalloy-2 in vitro, I Dent Res 66:1000,1987.

93. . Kasten Fh, Soileau K, Meffert Rm: Avaliação quantitativa da fixação de células epiteliais gengivais humanas a superfícies de implantes in vitro, Int / Periodont Restor Dent 10:69-79, 1990.

94. . Seitz Tl Et Al: Effect Of Fibronectin On The Adhesion Of An Established Cell Line To A Surface Reactive Material, / Biomed Mater Res 16:195, 1982.

95. Meffert Rm, Block Ms, Kent Jn: O que é a osteointegração? Int I Periodont Restorative Dent 4:9, 1987.

96. . Deporter Da, Friedland B, Watson Pa: Uma avaliação clínica e radiográfica de um sistema de implante dentário de liga de titânio com superfície porosa em cães, / Dent Res 65:1071, 1986.

97. Hottel Tl, Gibbons Df: O efeito na alteração da microestrutura da superfície de implantes orais de carbono nas estruturas gengivais, / Oral Maxillofac Surg 40:647, 1982.

98. Glossário de termos da Academia Americana de Implantologia, Oral Implant 12:284, 1986.

99. Weiss Cm: A Comparative Analysis Of Fibro-Osteal And Osteal Integration And Other Variables That Affect Long Term Bone Maintenance Around Dental Implants, / Oral Implant 13:467,1987.

100. Weiss Cm: Integração tecidular de implantes dentários endósseos: Descrição e análise comparativa dos sistemas de fibro-ósseo e de osteointegração, / Oral Implant 12:169, 1986.

101. Kohler S: Untersuchungen Der Grenzflachen Zwischen Implantat And Knocken Mit Dem Electronenstrahlmikdranalysator (Emsa), Zahn Mund Kiederheilkd 69:4, 1981.

102. . Cook Sd Et Al: Interface Mechanics And Histology Of Titanium And Hydroxylapatitecoated Titanium For Dental

Implant Applications, Int J Oral Maxillofac Implants 2:1, 15, 1987.

103. . Linder L, Lindskog J: Incorporation Of Stainless Steel, Titanium And Vitallium In Bone, Injury 6:277, 1975.

104. Karagianes Mt: Desenvolvimento e avaliação de implantes dentários com superfície porosa em suínos miniatura, I Dent Res 55:85, 1976.

105. Schroeder A, Pohler O, Sutter F: Gewebsreaktion Auf Ein Titan- Hohlzylinder Implantat Mit Titan-Sprizoberflachhe, Schweiz., Mschr., Zahnheilk. 86:713, 1976.

106. . Branemark P-I, Zarb G, Albrektsson T: Próteses Integradas em Tecido: Osseointegration In Clinical Dentistry, Chicago, 1985, Quintessence, Pp 11-77,129-145.

107. Schroeder A, Van Der Zypen E, Stich H: As reacções do osso, do tecido conjuntivo e do epitélio aos implantes endósseos com superfícies pulverizadas com titânio, / Oral Maxillofac Surg 9:15, 1981.

108. . Roberts We Et Al: Bone Physiology And Metabolism, / Calif Dent Assoc 54:32-39, 1987.

109. Linkow 1,1, Vvertman Li: Re-Entry Implants And Their Procedures, / Oral Implant 12:590-626,1986.

110. Eriksson Ra, Albrektsson T: The Effect Of Heat On Bone Regeneration, / Oral Maxillofac Surg 42:701-711,1984.

111. . Satomi K Et Al: Bone-Implant Interface Structures After Nontapping And Tapping Insertion Of Screw-Type Titanium Alloy Endosseous Implants, / Prosthet Dent 59:339, 1988.

112. Deputter C, Delange Gl, Degroot K: Implantes orais permucosos de hidroxilapatite densa: Fixação no osso alveolar, Congresso Internacional sobre Integração de Tecidos na Reconstrução Oral e Maxilofacial, maio de 1985; Série Prática Atual

113. . Denissen Hw, Veldhuis Aah, Van Der Hooff A: Hydroxylapatite Titanium Implants, Congresso Internacional sobre Integração de Tecidos na Reconstrução Oral e Maxilofacial, maio de 1985; Excerpta Medica, Current Practice Series 29,1986, Pp 372-389.

114. Block Ms, Kent Jn, Kay Jf: Avaliação de implantes dentários de titânio revestidos a hidroxilapatite em cães, / Oral Maxillofac Surg 45:601, 1987.

115. Block M Et Al: Implantes de titânio revestidos com Ha- e granulado em cães (Resumo), / Dent Res 67:178,1989.

116. Rams T Et Al: The Subgingival Microbial Flora Associated With Human Dental Implants, / Prosthet Dent 51:529, 1984.

117. . Rams T, Link C Jr: Microbiologia de implantes dentários falhados em humanos: Electron Microscopic Observations, / Oral Implant 11:93, 1983.

118. Mombelli A Et Al: The Microbiota Associated With Successful Or Failing Osseointegrated Titanium Implants, Oral Microbiol Immunol 2:145, 1987.

119. Alcoforado Gap Et Al: Microbiology Of Failing Osseointegrated Dental Implants, Resumo, Reunião Anual da Asm, Nova Orleães, 1989.

120. Wolinsky Le, Camargo I'm, Erard Jc: Um estudo da fixação in vitro de Streptococcus Sanguis e Actinomyces Viscosus ao titânio tratado com saliva, Int / Oral Maxillofac Implants 4:27-31,1989.

121. Briner Ww Et Al: Effect Of Chlorhexidine Gluconate Mouthrinse On Plaque Bacteria, / Periodont Res 16(Suppl):44-52, 1986.

122. Prostodontia com implantes: Perspetiva Atual e Direcções Futuras Thomas D. Taylor, Dds, Msd1 /John R. Agar, Dds, Ms2 /Theodora Vogiatzi, Dds3 . O Jornal Internacional de Implantes

Orais e Maxilofaciais. Volume 15, Número 1, 2000

123.   Skalak R. Considerações biomecânicas sobre próteses osseointegradas. J Prosthet Dent 1983;49(6):843-848.

124..   Skalak R. Aspectos das considerações biomecânicas. In: Branemark P-I, Zarb Ga, Albrektsson T (Eds). Tissue-Integrated Prostheses. Chicago: Quintessence, 1985:117-128.

125. . Kirsch A, Ackermann Kl. O Sistema de Implante Osteointegrado Imz. Dent Clin North Am 1989;33:733-791.

126.   Taylor Td. Complicações protéticas associadas à terapia com implantes. Oral Maxillofac Surg Clin North Am 1991; 3(4):979-991.

127. Davis Dm, Rimrott R, Zarb Ga. Estudos sobre estruturas para próteses osseointegradas: Parte 2. O efeito da adição de resina acrílica ou porcelana para formar a superestrutura oclusal. Int J Oral Maxillofac Implants 1988;3:275-280.

128. Andersson B, Odman P, Carlsson L, Branemark P-I. Um novo pilar Branemark para um único dente: Manuseamento e experiências clínicas iniciais. Int J Oral Maxillofac Implants 1992;7: 105-111.

129. . Parr Gr, Gardner Lk, Toth Rw. Titânio: O Metal Misterioso da Implantologia. Aspectos dos materiais dentários. J Prosthet Dent 1985;54(3):410-414.

130. Geis-Gerstorfer J, Weber H, Sauer Kh. Perda de substância in vitro devido à corrosão galvânica em sistemas de supraconstrução de implantes TiZNi-Cr. Int J Oral Maxillofac Implants 1989; 4(2):119-123.

131. Sjorgen G, Andersson M, Bergman M. Soldadura a laser de titânio em medicina dentária. Ata Odontol 1988;46:247-253.

132. Jemt T, Lindén B. Próteses fixas suportadas por implantes com estruturas de titânio soldadas. Int J Periodontics Restorative

Dent 1992;12:177-183.

133. Freilich Ma, Karmaker Ac, Burstone Cj, Goldberg Aj. Desenvolvimento e aplicações clínicas de um compósito reforçado com fibras polimerizadas com luz. J Prosthet Dent 1998;80(3): 311-318.

134. Celleti R, Pameijer Ch, Bracchetti G, Donath K, Persichetti G, Visani I. Avaliação histológica de implantes osseointegrados restaurados em oclusão funcional não axial com pilares pré-angulados. Int J Periodontics Restorative Dent 1995;15:563-573.

135. Asikainen P, Klemetti E, Vuillemin T, Sutter F, Rainio V, Kotilainen R. Implantes de titânio e forças laterais. Um estudo experimental com ovinos. Clin Oral Implants Res 1997;8:465-468.

136. Isidor F. Perda de Osteointegração Causada pela Carga Oclusal de Implantes Orais. Um estudo clínico e radiográfico em macacos. Clin Oral Implants Res 1996;7:143-152.

137.   Mcglumphy Ea, Robinson Dm, Mendel Da. Superestruturas de implantes: Uma comparação da força de falha final. Int J Oral Maxillofac Implants 1992;7:35-39.

138.   Binon Pp, Mchugh Mj. O Efeito da Eliminação do Desajuste Rotacional do Implante-Pilar na Estabilidade da Articulação do Parafuso. Int J Prosthodont 1996;9(6):511-519.

139.   . Inglês Ce. A propagação crítica A-P. Implant Soc 1990;1(1): 2-3.

140.   Falk H, Laurell L, Lundgren D. Padrão de força oclusal em dentições com próteses fixas cantilever suportadas por implantes mandibulares ocluídas com próteses completas. Int J Oral Maxillofac Implants 1989;4:55-62.

141. Rotter Be, Blackwell R, Dalton G. Testar a carga progressiva de implantes endósteos com o Periotest: Um estudo piloto. Implant Dent 1996;5:28-32.

142. Misch Ce. Carregamento ósseo progressivo. Pract Periodontics Esthet Dent 1990;2:27-30.

143. Ogiso M, Tabata T, Kuo Pt, Borgese D. Uma comparação histológica da capacidade de carga funcional de um implante de apatite denso ocluído e da dentição natural. J Prosthet Dent 1994;71(6):581-588.

144. Richter Ej. Forças verticais in vivo em implantes. Int J Oral Maxillofac Implants 1995;10:99-108.

145. Richter Ej. Momentos de flexão horizontal in vivo em implantes. Int J Oral Maxillofac Implants 1998;13:232-244.

146. Jemt T, Lie A. Precisão das próteses suportadas por implantes no maxilar desdentado. Análise da precisão de ajuste entre estruturas de liga de ouro fundidas e moldes principais através de uma técnica fotogramétrica tridimensional. Clin Oral Implants Res 1995;6:172-180.

147. Millington Nd, Leung T. Ajuste impreciso das superestruturas de implantes. Parte 1: Tensões geradas na superestrutura relativamente ao tamanho da discrepância de ajuste. Int J Prosthodont 1995; 8(6):511-516.

148. Carr Ab, Gerard Da, Larsen Pe. The Response Of Bone In Primates Around Unloaded Dental Implants Supporting Prostheses With Different Levels Of Fit (A resposta do osso em primatas à volta de implantes dentários sem carga que suportam próteses com diferentes níveis de ajuste). J Prosthet Dent 1996;76(5): 500-509.

149. Jemt T, Book K. Desajuste da prótese e perda óssea marginal em pacientes edêntulos com implantes. Int J Oral Maxillofac Implants 1996;11(5):620-625.

150. Kohavi D. Complicações em componentes de próteses integradas em tecidos: Avaliação clínica e mecânica. J Oral Rehabil 1993;20(4):413-422.

151. Kallus T, Bessing C. Os parafusos de ouro soltos ocorrem frequentemente em próteses fixas de arcada completa suportadas por implantes osseointegrados após 5 anos. Int J Oral Maxillofac Implants 1994; 9:169-178.

152. Wismeijer D, Van Waas Maj, Mulder J, Vermeeren Jijf, Kalk W. Resultados clínicos e radiológicos de pacientes tratados com três modalidades de tratamento para overdentures no sistema de implantes dentários Iti. Um ensaio clínico controlado e aleatório. Clin Oral Implants Res 1999;10:297-306.

153. Mericske-Stern R. Resultados do tratamento com overdentures suportadas por implantes: Considerações clínicas. J Prosthet Dent 1998;79(1):66- 73.

154 . Mericske-Stern R, Piotti M, Sirtes G. Medições de força 3-D in vivo em implantes mandibulares que suportam sobredentaduras. Um estudo comparativo. Clin Oral Implants Res 1996;7: 387-396.

155. . Bondemark L, Kurol J, Larsson Â. Polpa Dentária Humana e Tecido Gengival Após Exposição a Campo Magnético Estático. Eur J Orthod 1995;17(2):85-91.

156.. Linder-Aronson A, Lindskog S. Effects Of Static Magnetic Fields On Human Periodontal Fibroblasts In Vitro. Swed Dent J 1995;19:131- 137.

157. Rieder Ce, Parel Sm. Um estudo da intrusão do pilar do dente natural com próteses parciais fixas ligadas a implantes. Int J Periodontics Restorative Dent 1993;13(4):335-347.

158. Sheets Cg, Earthman Jc. Intrusão dentária em próteses assistidas por implantes [Errata publicada aparece em J Prosthet Dent 1997;77(4):453]. J Prosthet Dent 1997;77(1):39-45.

159. Pesun Ij. Intrusão de dentes na combinação implante-dentadura parcial fixa natural-dente: Uma revisão das teorias. J Prosthodont 1997;6(4):268-277.

160. Binon Pp. O Efeito do Desajuste Hexagonal do Implante-Pilar na Estabilidade da Articulação do Parafuso. Int J Prosthodont 1996;9(2): 149-160.

161. Jemt T. Falhas e complicações em 391 próteses inseridas consecutivamente suportadas por implantes Branemark em maxilares edêntulos: um estudo do tratamento desde a altura da colocação da prótese até ao primeiro controlo anual. Int J Oral Maxillofac Implants 1991;6:270-276.

162. Adell R, Eriksson B, Lekholm U, Branemark P-I, Jemt T. Um estudo de acompanhamento a longo prazo de implantes osseointegrados no tratamento de maxilares totalmente edêntulos. Int J Oral Maxillofac Implants 1990;5:347- 359.

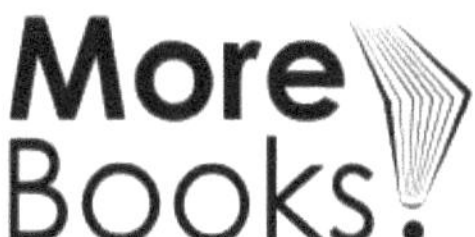

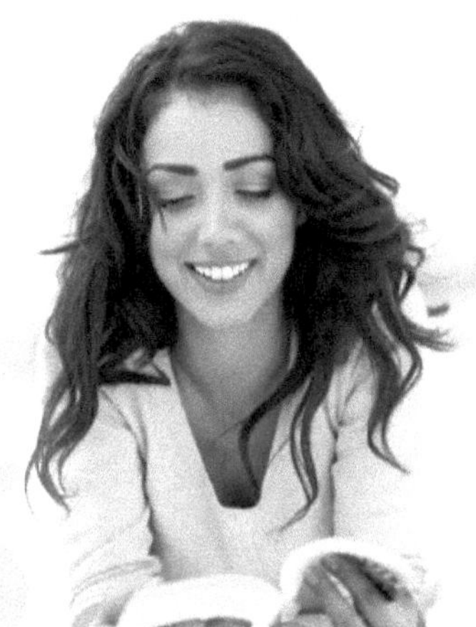

I want morebooks!

Buy your books fast and straightforward online - at one of world's fastest growing online book stores! Environmentally sound due to Print-on-Demand technologies.

Buy your books online at
www.morebooks.shop

Compre os seus livros mais rápido e diretamente na internet, em uma das livrarias on-line com o maior crescimento no mundo! Produção que protege o meio ambiente através das tecnologias de impressão sob demanda.

Compre os seus livros on-line em
www.morebooks.shop

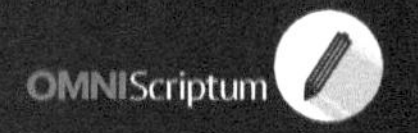

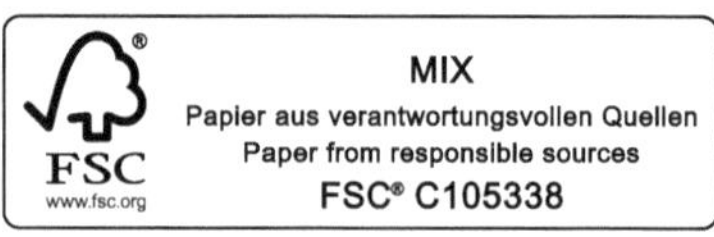

Printed by Books on Demand GmbH, Norderstedt / Germany